Dr. Manoel Fernandes

MEDICINA:
está tudo errado

Descubra antes de adoecer

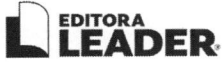

Copyright© 2024 by Editora Leader
Todos os direitos da primeira edição são reservados à Editora Leader.

Diretora de projetos e chefe editorial:	Andréia Roma
Revisão:	Editora Leader
Capa:	Editora Leader
Projeto gráfico e editoração:	Editora Leader
Suporte editorial:	Lais Assis
Livrarias e distribuidores:	Liliana Araújo
Artes e mídias:	Equipe Leader
Diretor financeiro:	Alessandro Roma

Dados Internacionais de Catalogação na Publicação (CIP)

F41m Fernandes, Manoel
1. ed. Medicina: está tudo errado: descubra antes de adoecer/Manoel Fernandes – 1.ed. – São Paulo: Editora Leader, 2024.

ISBN: 978-85-5474-180-8

1. Bem-estar físico e mental. 2. Medicina e saúde. I. Título.

02-2024/64   CDD 610

Índices para catálogo sistemático:
1. Medicina e saúde   610

Bibliotecária responsável: Aline Graziele Benitez CRB-1/3129

2024
Editora Leader Ltda.
Rua João Aires, 149
Jardim Bandeirantes – São Paulo – SP
Contatos:
Tel.: (11) 95967-9456
contato@editoraleader.com.br | www.editoraleader.com.br

Nota da editora

Caros leitores,

É com grande satisfação que assino esta apresentação para o aguardado livro "Medicina: está tudo errado". Como editora-chefe da Editora Leader, tenho a honra de trazer até vocês uma obra que promete revolucionar a maneira como encaramos nossa saúde.

Imagine um livro que não apenas aponta, mas esmiúça todos os equívocos que inadvertidamente cometemos em relação à nossa saúde. Um livro que não busca culpados, mas, sim, oferece uma luz, uma oportunidade de compreender e, o mais importante, de mudar.

Neste projeto inovador, apresentamos um médico renomado, alguém que dedicou sua vida a desvendar os mistérios da Medicina. O Dr. Manoel não se contentou apenas em acumular conhecimento; ele se propôs a compartilhar sua sabedoria, desmistificando conceitos arraigados e conduzindo cada leitor a uma jornada de autoconhecimento e mudança de paradigmas.

Este não é apenas mais um livro sobre saúde. É um convite à reflexão profunda sobre nossos hábitos, crenças e escolhas que, muitas vezes, afetam nossa qualidade de vida de maneira sutil. Ao desvendar mitos arraigados, nos guia para além do convencional, desafiando-nos a reavaliar nossos conceitos e adotar uma abordagem mais consciente em relação à nossa própria saúde.

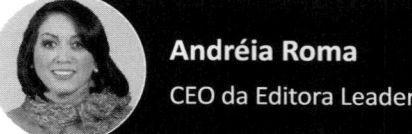

Andréia Roma
CEO da Editora Leader

Agradecimento

À Editora Leader por me ajudar a transformar uma rocha de mármore em uma bela escultura.

Dedico este trabalho a Lucas, Joana, Cecília.

Sumário

Introdução 10

Dica para ler este livro 14

Não funciona 16

Superorganismo humano: noções básicas 34

Plantio de alimentos e surgimento de
doenças crônicas 58

Vaquinhas ensinam sobre flora intestinal
e epigenética 80

Inflamação crônica de baixo grau: a mãe de
todas as doenças crônicas 90

Leite e trigo, dois potenciais causadores de
disbiose, aumento da permeabilidade intestinal
e inflamação crônica.. 98

Sintomas de inflamação crônica de baixo grau ... 106

Inflamação crônica e envelhecimento................ 112

Obesidade sarcopênica: o principal causador de envelhecimento inflamatório. 124

Pressão alta, colesterol elevado, triglicérides alto 140

Os 9 pecados capitais causadores de inflamação e doenças crônicas 158

Pecado 1 162

Pecado 2 176

Pecado 3 184

Pecado 4 192

Pecado 5 198

Pecado 6 202

Pecado 7 212

Pecado 8 218

Funciona 224

Virtude 1 232

Virtude 2 242

Virtude 3 276

Virtudes 4 e 5 282

Virtude 6 286

Virtude 7 294

Virtude 8 296

Virtude 9 298

Adoção conjunta dos nove pilares baseada
em evidências científicas 314

Vamos juntar todas as virtudes 324

Use o conhecimento científico para trocar
velhos vícios por bons hábitos 346

Modelo de uma rotina saudável.. 356

Introdução

Esse livro é resultado de uma incansável busca por revistas, livros e artigos científicos. Se tivesse que seguir as normas da ABNT para trabalhos acadêmicos, seguramente, eu teria que citar mais de três mil fontes. Como escrevi para todos os públicos, optei por citar apenas algumas fontes de pesquisas, as mais importantes, ao longo do texto; caso você queira ter acesso a elas, a forma como eu as citei torna o seu trabalho bastante fácil.

A senhora MR esteve comigo recentemente, queixando-se de dor crônica. Aos 42 anos, é portadora de doença autoimune da tireoide, já passou por um tratamento de câncer bem-sucedido e recentemente foi submetida a uma cirurgia radical para extirpar um tumor da mama. Será castigo? Destino? Má sorte? Tive uma forte experiência emocional com o caso dela. Algumas verdades brotaram de dentro de mim: Deus nos fez iguais, compartilhamos 99,999% dos nossos genes. Não temos controle total sobre as nossas vidas, mas quase tudo o que nos acontece – definitivamente! – é resultado das nossas ações. Meus comportamentos atuais determinam minha vida futura. Por favor, não ache que julguei aquela senhora. Ao contrário, surgiu em mim uma forte determinação de divulgar o pouco que sei sobre como podemos assumir o controle das nossas vidas e construir um futuro mais saudável e feliz.

Dores nas costas, perda de audição, catarata, incontinência urinária, depressão, diabetes... demência. Rogo a Deus para que Ele me livre da demência! O que essas situações desagradáveis nos lembram? Infelizmente, essas condições são situações características do envelhecimento. E o que é pior, à medida que envelhecemos, tornamo-nos mais sujeitos a desenvolver várias dessas condições ao mesmo tempo.

Vivemos o impasse de não querermos passar pelos dissabores da velhice e não desejamos morrer jovens. O que fazer, então?

Convivemos com a crença de que nada podemos fazer para mudar essa que parece ser uma realidade inevitável. Mas será que é assim mesmo ou é possível chegar à idade avançada, aos 90 anos... aos 100 anos... ainda enxergando bem, escutando normalmente, com saúde física e mental suficientes para viver de maneira independente? Por que algumas pessoas chegam aos 90 anos ainda saudáveis, enquanto outras, vinte a trinta anos mais jovens, estão muito doentes?

Por que as pessoas envelhecem em ritmos tão diferentes e desenvolvem doenças crônicas em fases tão distintas da vida? Genética? Acaso? Destino? Sorte?

Temos sido ensinados que a velhice sofrida é uma condição inevitável e que sobreviver à juventude significa ter de enfrentar todas as situações desagradáveis já mencionadas. Segundo essa visão, à medida que vivemos, nossos corpos acumulam desgastes provocados pelo tempo até surgir o envelhecimento causador de doenças e inevitável decrepitude. Tornamo-nos tão acostumados a acreditar que as doenças ocorrem em decorrência da simples passagem do tempo, que determina o envelhecimento, que começamos a pensar que o surgimento de doenças crônicas é uma consequência inevitável do passar dos anos, e que nada podemos fazer para mudar esse destino horroroso. Envelhecer demente, inválido, tomado pela dor e pelo sofrimento se tornou o "novo normal". De acordo com essa crença, a nossa herança genética é o fator determinante para uma velhice saudável ou sofrida. Os ganhadores da loteria genética são mais aptos e vivem mais e com mais saúde, aos perdedores...

Mas quem disse que existe base científica que justifique minimamente essa crença equivocada e maléfica?

Nas páginas seguintes, mostrarei a você, de forma simples e objetiva, que o envelhecimento é uma condição evitável e até mesmo reversível e que a nossa herança genética, além de contribuir muito pouco para o nosso ritmo de envelhecimento, ainda pode ser modificada pelas nossas mudanças de comportamento.

Para muitos dos mais sérios e importantes especialistas do planeta em envelhecimento, a velhice é simplesmente uma doença que pode ser "curada" e que, em breve, poderemos estender as nossas vidas em décadas e até alcançar a tão sonhada imortalidade. Humildemente, penso que existe uma parcela do envelhecimento que é natural e não pode ser modificada, enquanto a maior parte pode ser alentecida e mesmo revertida. Não creio em imortalidade, mas creio firmemente que se tomarmos as decisões corretas em nossas vidas, e fizermos bom uso dos recursos médicos modernos, podemos ultrapassar, com certa facilidade, os cem anos com boa saúde física e mental.

Ok! O envelhecimento é uma condição evitável, mas é necessário fazermos uso de suplementos alimentares, medicamentos modernos e tecnologias antienvelhecimento de última geração permitida apenas a um grupo de privilegiados...

Engana-se quem pensa assim. Vivemos em uma sociedade dominada pela crença de que a tecnologia é a única solução para tudo. Somos diuturnamente ludibriados pelo espírito do consumismo, alimentado pela mídia, que nos vende falsas ilusões... Vou mostrar a você que a solução reside exatamente em fugir de falsas promessas receitadas por gurus, entregues em embalagens luxuosas, e na adoção firme e determinada de medidas simples, baratas, acessíveis a todas as pessoas.

Dica para ler este livro

Escrevi esse livro com a linguagem mais simples possível.

Apesar do meu esforço para simplificar, alguns tópicos podem ser chatos e complicados, por tratarem de assuntos não corriqueiros.

Escrevi de uma forma que os tópicos, apesar de serem interligados, podem ser lidos de maneira separada, sem prejudicar excessivamente a compreensão daquilo que você realmente precisa saber.

Antes de começar a lê-lo, faça uma leitura dinâmica inicial; percorra todas as folhas, conheça o material como um todo.

Caso não goste de muita conversa e queira respostas mais rápidas, você tem opção de ler somente os capítulos e tópicos do seu interesse.

Faça a sua escolha, porém, para que você possa ter um entendimento precioso de quem somos e de como devemos nos comportar, sugiro que você desbrave todas as páginas, inclusive as primeiras – as mais chatas, as que mostram noções básicas de como o nosso organismo funciona. Para ficar o menos cansativo possível, espalhei essas noções básicas, em gotas, ao longo do livro.

E não deixe de transmitir para as outras pessoas as informações preciosas – todas baseadas em ciência bem-feita – presentes neste texto.

Honrado em ter você como leitor.

Tenha uma boa leitura.

1

Não funciona

Não funciona

Gostaria sinceramente de lhe oferecer um monte de fórmulas fáceis capazes de nos rejuvenescer, revitalizar, reverter doenças crônicas. Mas infelizmente não tenho informações sobre elas simplesmente porque elas não existem. Não há soluções simples para situações complexas e, quando o assunto é saúde, essa máxima se torna ainda mais verdadeira.

No início dos anos 1990, havia até motivos para otimismo com suplementos vitamínicos e antioxidantes, pois estudos realizados anteriormente demonstraram de forma incontestável que baixos níveis de vitaminas, antioxidantes e fitoquímicos estão associados a aumentos nos riscos de câncer, infarto e derrame cerebral.

Estudos prévios mostraram que a deficiência de micronutrientes, como ácido fólico, vitaminas B, C e E, selênio, zinco e outros, têm potencial para causar alterações no DNA, as quais podem estar relacionadas ao desenvolvimento de doenças crônico-degenerativas.

Então, foram realizadas pesquisas para avaliar a segurança e os benefícios da reposição desses nutrientes.

A suplementação artificial não funciona e pode ser muito perigosa

Nos últimos anos, consistentes estudos demonstraram não apenas a inutilidade, mas também os riscos elevados de mortes por câncer, derrame cerebral e infarto associados à suplementação de cálcio, vitaminas, antioxidantes, Ômega 3 e outras enganações.

Apresento, a seguir, um resumo das suplementações em geral.

Em março de 2012, a prestigiosa fundação inglesa Cochrane publicou uma pesquisa envolvendo 296.707 pessoas que foram suplementadas com antioxidantes, betacaroteno, vitamina A, vitamina C, vitamina E e selênio comparados com cápsulas inertes ou nenhuma intervenção. O resultado foi decepcionante: "Nossa revisão Cochrane de 2008 demonstrou que os suplementos antioxidantes parecem aumentar a mortalidade. Esta revisão está agora atualizada."

Um estudo de 1996, com cerca de 18 mil homens e mulheres, encontrou 28% mais ocorrências de câncer de pulmão e 17% mais mortes em um grupo que recebeu betacaroteno (precursor da vitamina E) e retinol (vitamina A) em comparação com pessoas que não receberam antioxidantes.

Em 2007, a Scientific American Medical Association publicou uma revisão sistemática de 68 ensaios clínicos dando conta de que suplementos antioxidantes não reduzem os riscos de morte. Quando os autores limitaram a revisão a ensaios menos propensos a serem afetados por predisposições, descobriram que certos antioxidantes estavam associados a risco aumentado de morte; em alguns casos, chegando a 16%.

Em 2014, artigos publicados pela renomada revista científica *Annals of International Medicine* encerraram o assunto sobre reposição de vitaminas, sais minerais, antioxidantes e reversores de envelhecimento produzidos pela indústria farmacêutica. Eles revisaram uma série de pesquisas que duraram de quatro a 12 anos e contaram com a participação de mais de 400 mil participantes. A conclusão foi definitiva: não há benefícios mínimos na reposição de vitaminas, sais minerais, antioxidantes. A reposição pode trazer riscos para a saúde. Portanto, suplementos não previnem doenças ou morte, seu uso não se justifica, devem ser evitados.

Em decorrência dos riscos associados a este tipo de terapia, o Conselho Federal de Medicina (CFM) veda ao médico a prática deste procedimento, de acordo com a Resolução CFM nº 2004/2012.

Não tome suplementos de vitamina D e cálcio

O cálcio, além de ser um importante componente dos nossos ossos, é vital para manter nossos corações, músculos, cérebros e todos os nossos órgãos funcionando. De quanto cálcio realmente precisamos?

Virou consenso considerar que é necessária a ingestão de 1 g por dia de cálcio para pessoas com menos de 50 anos e 1,2 g por dia para pessoas acima de 50 anos. Mas esse consenso foi formado com base em pesquisas restritas, metodologicamente mal desenhadas e de curta duração, que foram realizadas na longínqua década de 1970.

Entretanto, a OMS recomenda 500 mg/dia, enquanto o Reino Unido recomenda 700 mg/dia. Uma autoridade mundial no assunto, o Dr. Walter Willett, presidente do departamento de nutrição da escola de saúde pública de Harvard T.H. Chan, baseado em sólidos dados científicos, entende que as orientações do Reino Unido e da OMS são as mais corretas.

O benefício mais conhecido da luz do sol é a capacidade de aumentar os níveis de vitamina D no organismo. Mais de 1 mil dos nossos genes são regulados por essa vitamina. É reconhecido que a carência de vitamina D está correlacionada a mais de 200 doenças. É razoável pensar que a suplementação de vitamina D poderia ser a solução. Mas – mais uma vez! – o nosso organismo não é uma maquininha que você simplesmente regula, colocando óleo e gasolina.

O nosso organismo produz os nossos hormônios de maneira personalizada, somente para ele, como se fosse um terno ou um vestido que não se encaixa em outro corpo a não ser aquele para o qual ele foi feito. Os nossos hormônios devem ser produzidos quando os nossos organismos precisam, na dose exata, de maneira totalmente personalizada. Um exemplo é a insulina: diabéticos que começam a usar insulina injetável se tornam muito mais sujeitos a desenvolver diabetes do que aqueles com a mesma gravidade da doença, mas que não usam a insulina injetável. A conclusão é: a insulina é minha, produzida pelo meu corpo no momento exato, na dose exata, feita somente para mim. Isso serve para a melatonina, para a testosterona e para todas as outras moléculas do nosso corpo.

Guarde essa verdade incontestável: somente Deus sabe conferir o poder às formas de vida para elas produzirem as moléculas da vida. A indústria jamais será capaz de ao menos imitar esses dons divinos. O resto é ateísmo comportamental.

Além do mais, hoje, os estudiosos admitem que, durante todos esses anos, eles ignoraram que deve haver muitos outros benefícios da exposição ao sol para a nossa saúde, que foram totalmente ignorados pela ciência.

Com a recente pandemia de Covid-19, vários estudos correlacionaram níveis baixos de vitamina D com uma maior gravidade da doença. Porém, uma revisão dos dados da literatura médica mostra que a reposição de suplementos de vitamina D não reduz a gravidade da Covid-19. A verdade é que a exposição ao sol fortalece o sistema imunológico por diversos motivos, incluindo uma mais eficiente produção de vitamina D, mas não apenas em decorrência dela.

O periódico JAMA publicou, em dezembro de 2017, uma metanálise que incluiu 51.145 participantes de mais de 50 anos de idade que foram randomizados para uso de cálcio associado à vitamina D; apenas cálcio; apenas vitamina D; placebo ou nenhum tratamento. O objetivo primário era avaliar a associação da suplementação de cálcio e vitamina D com fraturas de quadril. Os objetivos secundários foram fraturas não vertebrais, vertebrais e fratura total.

Anotei as conclusões desse estudo:

> *Nesta metanálise de ensaios clínicos randomizados, o uso de suplementos que incluíam cálcio, vitamina D, ou ambos, em comparação com o placebo ou nenhum tratamento, não foi associado a um menor risco de fraturas entre idosos. Portanto, esses achados não suportam o uso desses suplementos. (JAMA, 26 dez. 2017)*

Hoje, depois de dezenas de pesquisas que demonstraram de forma inequívoca que a reposição de cálcio aumenta os riscos de doenças cardíacas e cerebrais, os pesquisadores não têm mais dúvidas de que a reposição de cálcio não deve ser indicada. Atualmente, no meio científico, é consenso de que a reposição de cálcio é não apenas inútil, mas perigosa.

Em outubro de 2018, a revista científica *The Lancet Diabetes & Endocrinology* publicou outra metanálise que teve como objetivo determinar se o efeito da suplementação de vitamina D reduz fraturas e quedas; aumenta densidade óssea; ou melhora a saúde musculoesquelética. Dessa vez, os cientistas reuniram 81 das mais importantes pesquisas científicas sobre esse assunto. Os resultados mais uma vez foram decepcionantes.

> *Nossos achados sugerem que a suplementação de vitamina D não previne fraturas ou quedas, ou tem efeitos clinicamente significativos sobre a densidade mineral óssea. Não houve diferença entre os efeitos de doses maiores e menores de vitamina D. Não há justificativa para o uso de suplementos de vitamina D para manter ou melhorar a saúde muscular e esquelética. Essa conclusão deve ser refletida nas diretrizes clínicas.*

Para finalizar, um amplo estudo recente, VITAL STUDY, forneceu dados que encerram a discussão sobre reposição de vitamina D. Esse levantamento, que envolveu 25.871 participantes homens e mulheres na faixa dos 50 a 60 anos, foi financiado pelo Instituto Nacional de Saúde dos Estados Unidos, um dado que confere confiabilidade ao estudo por não ter sido financiado pela indústria farmacêutica.

Os resultados, novamente, foram frustrantes, e o conselho dos doutores Steven R. Cummings e Clifford Rosen, publicados na reconhecida revista de divulgação científica *The New England Journal of Medicine*, em julho de 2022, foi mais do que contundente:

> *Os médicos e cuidadores de saúde devem parar de rastrear os níveis de vitamina D ou recomendar suplementos de vitamina D, e as pessoas devem parar de tomar suplementos de vitamina D para prevenir doenças graves ou prolongar a vida.*

Conclusão: principalmente em um país como o nosso, agraciado pela luz do sol, não há motivos para a suplementação de vitamina D.

Na nossa clínica, fazemos dosagem de vitamina D apenas para alertar nossos pacientes de que é necessário tomar sol. Mas eu continuo a pedir dosagem de vitamina D, pois esse exame é a melhor ferramenta para detectar pessoas que estão se expondo muito pouco ao sol.

Conclusão:

– Suplementos de cálcio e vitamina D não não previnem fraturas.

– Suplementos de cálcio podem aumentar os riscos de pedras nos rins.

– Suplementos de cálcio podem aumentar os riscos de derrames cerebrais e infarto do coração.

A fórmula para evitar osteoporose é a mesma que devemos usar para retardar o envelhecimento e reduzir os riscos de doenças crônicas:

- Tomar sol moderadamente.
- Evitar alimentos processados ricos em sal e desprovidos de cálcio, fósforo e outros sais minerais.
- Ingerir pelo menos 600 g de frutas, verduras e frutas todos os dias.
- Evitar fumo, álcool e refrigerantes.
- Nunca fazer dietas restritivas.
- Começar a se movimentar o quanto antes.
- Eliminar a ingestão de alimentos processados.

Terapia de reposição hormonal

Sabe-se há muito tempo que, após a menopausa, o organismo feminino reduz a produção do estrógeno, que é um dos hormônios responsáveis pelo crescimento de ossos e músculos. Por esse motivo, após essa fase da vida, as mulheres experimentam uma série de alterações orgânicas, incluindo redução da massa muscular e óssea.

"Mercado não se disputa, se cria." Essa frase significa que muitas indústrias modernas não mais disputam um mercado constituído pelas pessoas que precisam de determinado produto e que, portanto, já existe. Hoje, os grandes conglomerados financeiros utilizam o neuromarketing para induzir as pessoas a consumirem produtos de que elas não precisam... Nos anos 1990 e início dos anos 2000, a indústria farmacêutica criou campanhas em massa para promover a reposição hormonal. Médicos renomados foram diariamente requisitados pelos apresentadores de programas televisivos populares para falar sobre essa terrível falha de uma natureza pouco zelosa e a menopausa se transformou em uma terrível epidemia.

A solução era simples: repor os hormônios que o organismo feminino não produz após a menopausa. Algumas pequenas pesquisas de qualidade ruim, patrocinadas pela própria indústria farmacêutica, mostraram resultados animadores. Mas, para mostrar a realidade, o governo americano patrocinou uma pesquisa científica de alta qualidade, chamada de WHI, que envolveu 16 mil mulheres com idades entre 50 e 79 anos, metade usando hormônios e metade usando comprimidos inativos denominados placebos. O estudo foi encerrado precocemente em 2002, pois a reposição hormonal aumentou exponencialmente os riscos de desenvolvimento de cânceres, derrame cerebral, infarto e trombose.

Resumindo, nos centros mais avançados, o entusiasmo com reposição hormonal imediatamente deu lugar ao descrédito. Poucos anos após a publicação da referida pesquisa científica, os índices de câncer de mama nos Estados Unidos haviam baixado, exatamente porque as mulheres americanas haviam abandonado a reposição hormonal.

Reposição de testosterona em homens

Depois dos 30 anos, nosso organismo começa naturalmente a produzir menos testosterona. Sedentarismo, insônia, estresse crônico, obesidade e álcool são os mais potentes promotores de redução de testosterona em homens de meia-idade. O uso de medicamentos também pode contribuir para a redução dos níveis de testosterona.

Assim, o acúmulo de gordura abdominal é um potente mecanismo redutor de testosterona. O álcool, além de funcionar como um poderoso inibidor de disponibilidade de testosterona, por estimular a produção da enzima aromatase, que transforma a testosterona no hormônio feminino estrógeno, reduz drasticamente os níveis de testosterona em homens de meia-idade, também por aumentar a gordura abdominal inflamatória.

Os fatores promotores de inflamação e redutores da

biodisponibilidade da testosterona podem variar de indivíduo para indivíduo, ou seja, um potente fator inflamatório para algumas pessoas pode não ser para outras. Um exemplo: pessoas intolerantes ao glúten. O glúten presente no trigo promove inflamação crônica, que estimula a produção de aromatase, que reduz a biodisponibilidade da testosterona.

As estatinas, medicamentos para baixar colesterol, podem também reduzir os níveis de testosterona.

Algumas pessoas desenvolvem doenças que necessitam ser tratadas com testosterona e hormônio de crescimento. Essas são situações bem definidas pela Medicina e existem médicos especialistas aptos a medicarem essas pessoas. Mas o que tem ocorrido é o uso de esteroides anabolizantes e testosterona por atletas e mesmo pessoas que fazem musculação ou que acreditam que essas drogas são terapias antienvelhecedoras. E não são apenas esses produtos; além deles, procaína, testosterona, esteroides anabolizantes, DHEA são propagados e vendidos por charlatães médicos e não médicos, de forma isolada ou em combinações, como drogas antienvelhecimento.

Não vou citar aqui as pesquisas que mostram que essa prática, além de ineficaz, é extremamente danosa. Para resumir: os riscos de desenvolvimento de câncer, derrame cerebral e infarto aumentam exponencialmente com essas práticas impróprias.

Em abril de 2023, o CFM, tardiamente, emitiu um parecer proibindo que os médicos receitem hormônios para fins que não sejam estritamente para tratar doenças.

Existe solução para a baixa de testosterona? Se não existisse, eu não teria motivo para escrever este livro.

E quanto aos suplementos nutricionais para aumentar músculos?

Em 1905, a L-carnitina foi identificada como um constituinte nitrogenado dos músculos. O nome carnitina é oriundo de carne (músculo). A L-carnitina é classificada como vitamina B11 e desde sempre foi considerada importante para a manutenção da saúde. Por agir no transporte de gorduras para dentro das células, produzir energia e agir na perda de peso por aumentar o consumo de gorduras, a L-carnitina tem se tornado a pedra filosofal – ou seja, uma substância capaz de transformar qualquer metal em ouro – da indústria de suplementação alimentar de atletas e praticantes de atividade física intensa.

Basta digitar no Google a palavra-chave "L-carnitina" que surgem na tela do computador dezenas de anúncios de suplementos que contêm esse produto. Mas nada é simples quando se trata de organismos vivos.

Um estudo recente, publicado na revista *Nature Medicine*, interpretado pelos especialistas como um estudo muito bem conduzido, associou a L-carnitina ao maior risco de doenças cardíacas. Esse estudo demonstrou que algumas cepas de bactérias da flora intestinal são capazes de transformar a L-carnitina em uma substância mutante que pode induzir o desenvolvimento de placas de gordura nos vasos sanguíneos, aumentando significativamente os riscos de infarto e derrame cerebral.

Para piorar, existem pesquisas científicas bem-feitas que sugerem que outras cepas de bactérias da flora intestinal podem transformar L-carnitina em substâncias mutantes que chegam ao fígado e são convertidas em substâncias altamente cancerígenas.

A verdade é que não há nenhum motivo para ingerir suplementos de L-carnitina, e essas pesquisas citadas no parágrafo anterior tornam a reposição de L-carnitina absolutamente desaconselhável.

Reflita por um instante: quando o assunto é sua saúde, na dúvida, condenação para o réu. Diante da dúvida, elimine carnes processadas, modere nas carnes vermelhas frescas e jamais ingira suplementos; a ingestão de qualquer um deles não faz sentido.

Você adquire músculos fortes produzindo naturalmente mais hormônios sexuais e hormônios de crescimento. Para produzi-los, você precisa fazer musculação, caminhar e dormir o bastante. De nada adianta comer proteínas em excesso.

Ômega 3

O organismo animal – incluindo o organismo humano – não produz o ômega 3. Essa forma de gordura é necessária para a composição das células, para a coagulação do sangue e para a defesa do corpo, dentre outras funções.

Quem produz ômega 3? Plantas. Todas elas, e em abundância; e somente elas produzem ômega 3.

Por que os peixes – e todos os outros animais, incluindo humanos – possuem ômega 3 em seus organismos? Porque eles comem plantas. Portanto, não precisamos de cápsulas de ômega 3.

Um número exagerado de pesquisas científicas já demonstrou que repor ômega 3 em cápsulas não melhora a nossa saúde. E, ao contrário, podem ser indutoras de câncer. Não porque o ômega 3 seja cancerígeno, mas porque embalar gordura de peixes, ou de qualquer forma de vida, em cápsulas exige o uso de conservantes indutores de câncer. No caso das cápsulas de ômega 3, é necessário usar um derivado de petróleo – cancerígeno – como conservante.

Em 2012, Evangelos C. Rizos *et al.* publicaram, na respeitada revista *JAMA*, uma metanálise que já mostrava a inutilidade da reposição de cápsulas de ômega 3. Para fazer uma metanálise, os pesquisadores reúnem várias pesquisas científicas realizadas sobre um assunto e fazem análises estatísticas dos dados encontrados nelas. Assim, uma metanálise é considerada uma ferramenta mais eficiente para encontrar uma verdade científica do que pesquisas isoladas. Essa metanálise que reuniu 20 estudos importantes, com 68.680 participantes, não mostrou nenhum efeito benéfico com a reposição de cápsulas de ômega 3.

Mais recentemente, vários estudos mostraram que a reposição de ômega 3 é definitivamente inútil.

Dentre eles podemos citar o estudo apelidado com a sigla ORIGIN, publicado na revista *The New England Journal of Medicine*. A conclusão desse estudo foi: "A suplementação diária com 1 grama de ácidos graxos ômega 3 não reduziu a taxa de eventos cardiovasculares em pacientes com alto risco de eventos cardiovasculares".

Outro estudo, STRENGTH, que envolveu 13.078 participantes e usou uma formulação mais refinada de ômega 3, comparada a uma formulação de óleo de milho, foi precocemente interrompido em 2020 por não mostrar benefícios com a suplementação de ômega 3.

Para complicar, esse estudo mostrou que os efeitos nocivos da reposição de cápsulas de ômega 3 podem ser muito perigosos. Uma grave arritmia no coração, denominada fibrilação atrial, aumentou cerca de 70% nos pacientes que usaram ômega 3 nesse levantamento. Outros estudos também mostraram que a reposição de ômega 3 em cápsulas pode aumentar os riscos de desenvolvimento de fibrilação atrial.

Outro grande estudo recentemente apresentado – e também negativo – foi o ASCEND.

Por fim, o VITAL STUDY também avaliou a eficácia da suplementação de 3,1 g/dia de ômega 3, além da suplementação de vitamina D. A conclusão dos autores, publicada na revista *JAMA Network Open*, em 2022, foi de que a reposição de ômega 3, assim como a de vitamina D3, foi inútil.

Como vimos, peixes, azeite de oliva, abacate, castanhas, nozes e outros vegetais ricos em gorduras protetoras são suficientes para nos manter saudáveis.

E quanto aos chamados reversores do envelhecimento?

Na uva escura existe uma substância chamada Resveratrol. Pesquisas mostram que as moléculas de Resveratrol possuem potentes efeitos protetores, incluindo a capacidade de reduzir o envelhecimento celular. Houve grande entusiasmo com a possibilidade de a indústria farmacêutica se utilizar do Resveratrol e vendê-lo como reversor do envelhecimento, mas as pesquisas concluíram que essa prática é inútil.

Outra substância que surgiu como a fonte da juventude foi a Rapamicina. Ela foi encontrada na ilha de Páscoa, nos anos 1960. No fim da primeira década dos anos 2000, houve grande excitação em torno de suas propriedades antienvelhecedoras. Ela chegou a ser associada à redução do envelhecimento em ratos. Muitos cientistas apressados chegaram a anunciar: "Achamos a fonte da juventude!". Gente não é rato! Resultado: mais um fracasso.

Por que vitaminas, sais minerais, antioxidantes, reversores de envelhecimento não funcionam?

Somente a mãe natureza possui os segredos de produzir vida. A mãe natureza produz árvores de verdade, a indústria produz plantinhas de plástico. A mãe natureza produz vitaminas de verdade, a indústria, não. Não se deixe iludir. Para obter o resveratrol, um genuíno rejuvenescedor natural, coma uvas escuras.

Por que esses diversos suplementos inúteis e desnecessários continuam sendo vendidos?

Infelizmente, nós, seres humanos, somos fascinados por fórmulas fáceis e, em um ambiente de mentes predispostas, a verdade sempre será atropelada pelo apelo de marketing.

Somente nos Estados Unidos, em 2010, a indústria de suplementos faturou 28 bilhões de dólares. Ninguém quer deixar de promover uma indústria com esse potencial de lucro.

Após os retumbantes fracassos com a reposição de polivitamínicos, antioxidantes e sais minerais, a indústria farmacêutica enfim se conscientizou de que os suplementos nutricionais não podem reproduzir a grande variedade de fitoquímicos existentes naturalmente no reino vegetal e que somente o DNA das plantas sabe fabricar esses micronutrientes.

Nos últimos anos, a indústria farmacêutica tem voltado sua atenção para as moléculas mágicas existentes naturalmente nas plantas. Há uma nova tendência de que a indústria alimentícia se una com a indústria farmacêutica para formular alimentos que também funcionem como medicamentos.

Existem até termos novos inventados por estrategistas de marketing para preparar esse terreno. "Nutracêutica" é a junção dos termos nutrição e farmacêutica e estuda os fitoquímicos existentes nas frutas e verduras. "Alicalimentos" é outro nome pomposo. Ninguém ainda sabe muito sobre o verdadeiro potencial dessa esperta estratégia, mas não é necessário ser muito perspicaz para entender que a simples ingestão de frutas, verduras, raízes, sementes, hortaliças, castanhas, cereais, leguminosas, crucíferas, hortaliças – enfim todas as partes comestíveis das plantas – fornecerão para os nossos organismos toda a diversidade de moléculas maravilhosas.

Definitivamente, não precisamos esperar pela nutracêutica ou pela nutrigenômica e termos complicados afins para começarmos a nos cuidar.

Nunca use adoçantes

Não apenas desnecessários, mas perigosos. São invasores, promotores de lesões crônicas. Não restam dúvidas de que adoçantes aumentam a fome e a necessidade por alimentos doces, por perturbar a rede de comunicação existente entre o cérebro e as substâncias reguladoras do apetite. Existem fortes evidências de que adoçantes aumentam os riscos de obesidade, diabetes e doenças cardíacas. Algumas fórmulas de adoçantes contêm quantidades exageradas de sal, outras estão intimamente ligadas ao desenvolvimento de depressão.

Em 2023, a OMS revisou uma série de pesquisas científicas e emitiu novas diretrizes que classificaram o aspartame como potencialmente cancerígeno. Todos os outros adoçantes também foram desaconselhados, uma vez que novas pesquisas mostraram que essas substâncias não contribuem para o controle de diabetes, não ajudam no controle de peso e podem ser potencialmente perigosas.

Usar um pouquinho de adoçantes é o mesmo que usar um pouquinho de cigarro. Não resolve e pode contribuir para a piora do estado de saúde.

O ideal seria ingerirmos apenas o açúcar existente no arroz, feijão, raízes em geral, frutas, verduras, carne, leite e ovos. A farinha de cana, que foi apelidada de açúcar, é um produto refinado que não deveria fazer parte de nenhuma alimentação saudável, mas usar um produto sintético ou altamente processado, como é o caso dos adoçantes em geral, é o fim da picada.

Pense nisso: frangos de granja, vacas de leite e porcos são suplementados para crescerem rápido e fornecerem alta performance, mas a alta performance tem um preço: doenças crônicas, envelhecimento acelerado, expectativa de vida diminuída.

É difícil de acreditar, mas, por pior que seja o cigarro – e ele é horrível –, fumar por pouco tempo pode ser menos prejudicial do que usar suplementos em geral.

Agora que perdemos a ilusão com as falsas promessas, vamos fazer uma jornada fascinante em busca de um tesouro de conhecimentos capazes de nos conduzir à verdadeira fonte da juventude.

PARTE I

2

Superorganismo humano: noções básicas

Quando falo para os meus pacientes que as facilidades da vida moderna são as verdadeiras causadoras de doenças crônicas e envelhecimento precoce, eles concordam imediatamente e citam exemplos de avós que moravam em regiões rurais pobres, desprovidas de médicos e remédios e, mesmo assim, atingiram mais de 90 anos de idade, ainda lúcidos e saudáveis.

Balanço a cabeça concordando, porém, ressalto que os nossos avós, ou mesmo nossos tataravós, já praticavam hábitos de vida muito diferentes dos nossos antepassados mais remotos e viviam em um mundo moderno, artificial, repletos de facilidades e prejudicados por substâncias tóxicas, um mundo muito diferente daquele para o qual fomos criados.

Para entendermos quem realmente somos e como devemos nos comportar, precisamos voltar alguns milhares de anos no tempo. Mas entendo que, ao retornarmos ainda mais, até os primórdios da vida, conseguiremos informações adicionais preciosas, que nos ajudarão a entender o que está errado nas nossas vidas e o que é preciso ser feito para virarmos o jogo a nosso favor.

Mas, antes, vamos viajar um pouco. Vamos retornar apenas uns 3,8 bilhões de anos no tempo.

Pequena história da vida

Nesta parte inicial do livro, vou lhe fornecer breves informações sobre como o nosso organismo funciona. Elas são necessárias para podermos entender como o envelhecimento e as doenças acontecem, e como podemos preveni-las e até mesmo revertê-las.

Primeiro, precisamos entender minimamente o que é uma célula.

Pense em salas pertencentes a um prédio imenso. Pense que esse prédio é o seu corpo e que cada uma dessas salas seja uma célula. Ou seja, cada célula é uma unidade viva que compõe o nosso organismo. Cada uma de nossas células é uma cópia nossa em miniatura. Um órgão é um conjunto de células. A nossa pele é um órgão constituído de conjunto de células de várias espécies.

Cada célula do corpo é um organismo vivo que toma decisões, executa funções, orienta e recebe instruções de outras células. Todo mundo executa missões para compor um todo maior, que é o nosso corpo, e as células trabalham em cooperação profunda para manter o equilíbrio interno do todo do qual elas fazem parte. Agora, pense que cada uma de nossas células é uma formiguinha que trabalha incansavelmente para compor algo muito maior do que elas: o formigueiro.

Quando as células são machucadas por algum agente agressor, o grupo de células que compõem nosso sistema de defesa arrisca suas vidas para atacar e eliminar os agressores do nosso organismo. Nossas células têm a consciência de que pertencem a algo muito maior do que elas e são dispostas a fazer sacrifícios e renúncias em prol desse algo maior. No meu caso, imagino que sou uma célula pertencente a um organismo muito maior. Em um dos meus sonhos malucos, sonhei que havia bilhões de universos e que o conjunto destes formava uma inteligência superior, que tinha o formato humano.

Exceto nossos cabelos e nossas unhas, todas as outras

estruturas dos nossos corpos são constituídas de células. Elas são as menores estruturas que compõem nossos olhos, pele, cérebro, músculos, vasos sanguíneos e todos os nossos órgãos internos.

Nosso corpo físico é um conjunto de 37 trilhões de células de 200 espécies diferentes. Temos uma consciência quântica que nos torna quem nós somos. Cada uma das nossas células tem identidade própria, consciência, inteligência e sabe exatamente quais são as missões que devem desempenhar ao longo de suas existências. É como se fôssemos um formigueiro e cada uma das nossas células uma formiguinha. A formiga é dotada de uma consciência parcial do formigueiro, e este é uma consciência muito maior. Cada uma das nossas células tem uma consciência parcial de quem somos. Penso que cada um de nós tem um fragmento de uma consciência muito superior: Deus!

Origens das nossas células

No interior de rochas encontradas no Canadá, que existem há cerca de 3,8 bilhões de anos, foram encontrados fósseis de bactérias. A conclusão dos cientistas foi óbvia: esses fósseis são as formas de vida mais antigas já encontradas.

Cada bactéria é um ser vivo constituído de uma única célula. De forma incrível, elas possuem alguns materiais genéticos que existem também nas nossas células e, assim como as nossas células, elas são constituídas dos mesmos cinco materiais fundamentais da vida que constituem o nosso corpo e todas as outras formas de vida: água, açúcar, proteína, gordura e sais minerais.

Guarde esta informação, pois ela é muito importante: todos os seres vivos são constituídos dos mesmos cinco materiais da vida, ou seja, água, gordura, açúcar, proteína, sais minerais. Vitaminas, DNA ou qualquer estrutura de um ser vivo são constituídos desse material.

Como as bactérias surgiram?

Ninguém faz a mínima ideia, mas pense na primeira célula bacteriana como um relógio que possui muitas peças encaixadas para dar funcionamento a ela, todas funcionando ao mesmo tempo. Portanto, obrigatoriamente, todos os componentes dessa primeira célula bacteriana surgiram simultaneamente e todos tiveram obrigatoriamente de funcionar em extrema sintonia com as demais. Tudo ao mesmo tempo! Além disso, elas já surgiram sabendo criar seus próprios alimentos a partir do ambiente, afinal, não havia ninguém vendendo os cinco componentes fundamentais da vida (água, gordura, proteínas, açúcares, sais minerais) em botecos de esquina, e os únicos alimentos possíveis para todos os seres vivos se alimentarem, em qualquer época e lugar, sempre foram esses cinco elementos fundamentais. Provavelmente, esses seres primitivos usavam a fotossíntese para fabricarem suas moléculas da vida. Caso você não se lembre, fazer fotossíntese é juntar água (H_2O) com gás carbônico (CO_2) na presença da luz do Sol e criar açúcar (CH_2O) e oxigênio (O_2), pois as primeiras bactérias já nasceram sabendo fabricar açúcar a partir de água, gás carbônico e luz do Sol. E não foi apenas o açúcar, pois, a partir dele, a bactéria fabrica gordura e proteína e, por motivos inexplicáveis, as bactérias também incorporam os sais minerais existentes na terra aos seus organismos. Os passos seguintes foram crescer, se reproduzir e se multiplicar. Inteligentes, não?!

Incrivelmente inteligentes, as bactérias encontraram uma maneira de facilitar suas vidas: formar colônias.

A vida em comunidade se mostrou tão vantajosa que, ao longo dos próximos bilhões de anos, bactérias de diferentes espécies foram se juntando em comunidades cada vez mais complexas – sofrendo as necessárias transformações em suas estruturas para se adaptarem ao ambiente e à vida em comunidade. Há cerca de 600 milhões de anos, as colônias de bactérias criaram as primeiras formas de vida vegetais, ou seja, as primeiras plantas. Portanto, árvores, arbustos, leguminosas, hortaliças e todas as formas de vida vegetal são conjuntos de bactérias modificadas, que chamamos de células vegetais. As plantas sabem criar as moléculas da vida para se alimentarem porque receberam as informações de suas mães bactérias de como fazer a fotossíntese.

Com o reino animal não foi muito diferente. Outras espécies de bactérias se juntaram em colônias e passaram a viver cooperação tão intensa que acabaram por se tornar organismos animais compostos de bilhões ou trilhões de células animais. Assim, todos os animais, inclusive os seres humanos, são resultados de reuniões de trilhões de bactérias, e as células que compõem os organismos animais e humanos são bactérias modificadas.

Células de plantas e de animais são incrivelmente semelhantes; os materiais são os mesmos, apenas distribuídos de formas diferentes, porém existem algumas pequenas diferenças. A mais marcante delas é que as células das plantas possuem duas estruturas, uma chamada cloroplasto e a outra mitocôndria. É o cloroplasto que transforma a luz solar em açúcar e a mitocôndria transforma o açúcar em energia para o organismo da planta. Já as células animais são desprovidas de cloroplastos e possuem somente mitocôndria nas células. Por esse motivo, os animais e os humanos não são capazes de criar as moléculas da vida a partir do ar, da água e da luz do Sol como fazem as plantas. Solução para o sustento dos animais: humanos e animais precisam comer plantas e outras formas de vida animal para repor as gorduras, os açúcares e as proteínas necessárias ao seu organismo.

As primeiras formas animais surgiram, provavelmente, há cerca de 500 milhões de anos.

Nós, seres humanos, somos animais que descendem das mesmas bactérias que formaram as plantas e os outros animais.

Registros fósseis mostram que os nossos organismos começaram a tomar o nosso formato atual há cerca de uns 6 milhões de anos. É evidente que naquela época tínhamos dentes mais fortes e mais pontiagudos, apropriados para mastigar comidas cruas, e muito mais pelos, para nos mantermos aquecidos em dias frios. Mas já tínhamos algumas características humanas.

Há 2,5 milhões de anos, nosso antepassado *Homo habilis* foi inteligente o suficiente para inventar as primeiras facas de pedra, que foram usadas para cortar carne, ossos e raízes.

Em seu livro *Pegando Fogo*, o antropólogo Richard Wrangham defende a tese de que o uso rotineiro do fogo para cozinhar alimentos deve ter começado há cerca de 1,8 milhão a 1,9 milhão de anos com um nosso antepassado *Homo erectus*. O cozimento amolece os alimentos e facilita a digestão. Ele defende que, por terem se tornado cozinheiros, os indivíduos *Homo erectus* se tornaram semelhantes ao nosso formato atual, pois tinham unhas e dentes curtos, pernas longas, como as nossas, e cérebros grandes.

> **Reflexão:** ao cozinhar os alimentos, nossos antepassados promoveram mudanças nas ligações químicas neles e assim facilitaram a sua digestão e mastigação; essas facilidades promoveram mudanças nas nossas genéticas, que, por sua vez, mudaram os formatos dos nossos corpos. Os seres vivos mudam o ambiente e o ambiente muda a genética dos seres vivos. Tudo está conectado.

Com esse nosso corpo, estamos no planeta Terra há cerca de 200 mil anos

Em 1987, os cientistas Cann, Stoneking e Wilson publicaram na prestigiosa revista *Nature* um artigo mostrando que "todos os DNAs mitocondriais humanos resultam de uma única mulher" e que ela provavelmente viveu por volta de 200 mil anos atrás, na África. Trocando em miúdos, pesquisas realizadas em DNA existente em mitocôndrias (usinas de fornecimento de energia para as células) demonstraram que todos nós, seres humanos, somos descendentes de uma única mulher.

Elegantemente, um dos pesquisadores usou o nome Eva mitocondrial para homenagear a representante feminina do primeiro casal descrito no livro de Gênesis. Esse achado mostra apenas que uma única mulher deu origem a toda a nossa linhagem e não que ela foi a primeira mulher a existir.

A metodologia utilizada para chegar a essa conclusão não cabe ser discutida aqui, mas talvez seja interessante informar que os atuais sete bilhões de seres humanos contêm menos variações genéticas do que apenas meia dúzia de macacos. Fácil entender, portanto, que, enquanto os macacos são descendentes de várias linhagens, os seres humanos fazem parte de uma única família – somos todos irmãos, descendentes dos genes de um único casal.

Uma ligeira revisão de artigos recentes, publicados em meios de divulgação científicas prestigiosos, mostra uma consolidação da teoria da origem de toda a raça humana a partir dos genes de uma única mulher. E mais, análise do cromossomo y de uma vasta população masculina (cromossomo y é exclusivo do sexo masculino) tem demonstrado que os genes de um único homem, que viveu no mesmo período de Eva, se misturaram com os da nossa mãe biológica. Somos filhos de um único casal. O ser humano é a última criação da natureza. Deus os fez homem e mulher. Essa informação é importante porque nos mostra que somos todos incrivelmente parecidos geneticamente.

Um japonês ou uma pessoa pertencente a uma tribo Yanomami do Brasil, ou um habitante do deserto do Kalahari, na África, são 99,99% idênticos geneticamente. A tonalidade da pele varia conforme a produção de melanina. As células de pessoas que vivem em ambientes muito expostos ao sol produzem mais melanina do que aquelas menos expostas. Entender que um homem branco é diferente de um homem negro é o mesmo que entender que um cavalo branco é diferente de um cavalo negro. Mas as nossas semelhanças genéticas vão muito além, mesmo quando comparados com animais e vegetais. Todos os seres vivos do planeta possuem o modelo de dupla hélice do DNA e todos os seres vivos são geneticamente semelhantes: somos 99,4% idênticos aos nossos irmãos chimpanzés, 98% idênticos aos ratos, 85% idênticos a um ouriço do mar e 50% idênticos a um pé de café ou uma bananeira.

Sistema imunológico, o guardião das nossas células

O sistema imunológico pode ser definido como uma complexa rede de bilhões de células de cerca de 20 espécies diferentes, especializadas em defender o organismo de tudo aquilo que seja estranho a ele e possa ser visto como invasor. Os mais conhecidos desses agressores são organismos vivos, como vírus, fungos e bactérias. Mas ele também nos defende de agressores não vivos, por exemplo, os corantes artificiais, os adoçantes, o cigarro, o álcool e tantas outras partículas lesivas. Além do mais, o nosso sistema de defesa nos defende também de agressores internos, como nossas próprias células estragadas, doentes e células cancerígenas.

O sistema imunológico é como um exército que mora em quartéis, pois suas células habitam órgãos como amígdalas, apêndice cecal, timo, linfonodos, além de estruturas linfáticas localizadas ao redor dos intestinos. Outra parte é capaz de grande mobilidade, uma vez que o sangue transporta as células do sistema imunológico (macrófagos, bastonetes, linfócitos, células dendríticas) para todas as células do corpo. O objetivo principal do sistema imunológico é livrar o corpo de materiais estranhos, micróbios e células estragadas e defeituosas que estejam presentes nos nossos organismos. Por esse motivo, a partir deste momento, vou chamar o sistema imunológico de "sistema de defesa".

A todo instante, nossos sistemas imunológicos reconhecem elementos estranhos, matam fungos, perfuram bactérias, rasgam vírus; enfim, nos livram de invasores potencialmente letais. Mas também, a todo instante, eles travam uma luta inglória contra conservantes, partículas destrutivas presentes no ar poluído, no cigarro, no álcool...

Linfócitos T, linfócitos B, neutrófilos e macrófagos são algumas das células que fazem parte do sistema imunológico.

Os linfócitos B produzem substâncias chamadas "anticorpos matadores de invasores", enquanto os linfócitos T matam células que estejam doentes por terem sido invadidas por vírus e bactérias. Um destacamento especial de linfócitos, chamados células *natural killer* (NK), patrulha os nossos corpos todas as noites, enquanto dormimos, para assassinar células cancerosas que frequentemente brotam nos corpos de todos nós.

Inflamação aguda, o campo de guerra

Quando uma área do nosso organismo é agredida por vírus, bactérias e/ou corantes, as células sob ataque produzem um conjunto de hormônios chamados prostaglandinas, que dilatam os vasos sanguíneos. O objetivo da dilatação dos vasos é permitir a chegada de sangue contendo as células do sistema imunológico de defesa ao local em sofrimento, que entrarão em guerra imediata com os invasores. Como em todas as batalhas, os invasores são mortos, mas muitas células de defesa e células dos órgãos atacados pelo invasor são machucadas e mortas. O nome dessa guerra é inflamação aguda.

A inflamação é uma resposta do corpo a uma ameaça, seja um invasor estranho, como um vírus ou uma bactéria, ou uma célula cancerígena, ou um órgão transplantado ou mesmo uma situação que cause estresse emocional e psicológico. Tudo que faz parte do nosso corpo, por exemplo, as moléculas de água, gordura, açúcar, proteínas e sais minerais, será considerado parte do "nosso eu" e será aceito e incorporado às nossas células; tudo aquilo que não fizer parte do nosso organismo, como um rim de outra pessoa (transplante), uma bactéria ou até mesmo um sentimento ruim, será considerado "não eu" e ativará a resposta inflamatória, que é absolutamente necessária para a manutenção da nossa saúde e manutenção da nossa vida. Inflamações agudas terminam assim que os invasores são mortos, resultando em cura. Conforme veremos adiante, o problema é que o nosso corpo é o ambiente onde acontece essa guerra e toda guerra gera destruição do ambiente em que ela ocorre. A covid -19 mata por provocar inflamação intensa e destruição generalizada no "ambiente" onde a guerra acontece.

Sistema imunológico e flora intestinal, dois órgãos profundamente interconectados

No estômago e nas porções iniciais do intestino, fazemos apenas a primeira fase da digestão. A segunda e mais importante fase da digestão, que dura cerca de 16 horas, ocorre nas porções finais dos nossos intestinos, chamadas intestino grosso. Essa fase da digestão é feita por um importantíssimo órgão do nosso corpo chamado "flora intestinal". Flora intestinal ou microbioma é um conjunto de cem trilhões de bactérias de mais de mil espécies diferentes que vivem no nosso intestino grosso, misturado às nossas fezes. Do volume total de 1,5 a 2 kg de fezes que se acumula no nosso intestino grosso, 75% são constituídos de bactérias. Por isso é o nosso órgão mais importante.

Como a flora intestinal se forma

Durante a gravidez, em uma fase ainda não compreendida pela ciência, cepas de bactérias que compõem a flora intestinal migram para o intestino da criança em gestação e começam o trabalho de ajudar a configurar seu organismo. Quando o recém-nascido passa pelo canal do parto, ele recebe uma carga bacteriana existente na flora vaginal da mãe. O aleitamento materno também fornece uma carga extra de bactérias para formar a flora intestinal. Durante cem dias, essas bactérias se alojam no intestino grosso do recém-nascido e fazem uma espécie de reconfiguração genética desse novo ser humano.

Nesse período de cem dias, as bactérias fornecem orientações para as células que compõem o sistema imunológico que está distribuído por todo o tubo digestivo – mais de 80% do sistema imunológico se localiza nos intestinos. O resultado é o amadurecimento do sistema imunológico, o qual continuará recebendo instruções das bactérias da flora bacteriana durante toda a vida. Levará cerca de mil dias para que a flora intestinal de uma criança seja completamente formada.

Ao longo de nossa história evolutiva, que, conforme vimos, dura cerca de 6 milhões de anos, nós e nossas bactérias intestinais nos desenvolvemos em conjunto, de uma maneira tão íntima que dependemos delas para viver e vice-versa. Essa dependência mútua e vital é chamada simbiose. Um exemplo simples: ao mesmo tempo que fazem a segunda fase da nossa digestão, elas se alimentam das partes das plantas que não foram digeridas durante o primeiro tempo da digestão. As bactérias retiram das células das plantas alguns nutrientes, outros materiais são usados para elas produzirem hormônios, enzimas e vitaminas vitais para o nosso organismo. Cerca de 3 mil enzimas essenciais para o funcionamento do nosso organismo são produzidas pelas nossas bactérias intestinais.

Alguns minerais, como o cálcio, são absorvidos no intestino grosso sob o controle das bactérias; vitamina K, vitaminas B1, B2, B7 e B12 também são produzidas e absorvidas no intestino grosso.

Com a produção prejudicada da biotina (vitamina B7), desenvolvemos problemas de pele, cabelo, unhas, depressão, ansiedade, sonolência, menor resistência a infecções e aumento nos níveis de colesterol.

Diante de uma carência de vitamina B1 ou tiamina, nossas

células do cérebro se tornam doentes; nossa memória diminui e nossos nervos perdem sua capa de proteção externa; nossos músculos atrofiam; e, por fim, desenvolvemos uma doença chamada beribéri.

Mais de 95% da serotonina, uma das principais substâncias neurotransmissoras responsáveis pela sensação de bem-estar, é produzida no intestino com importante participação das bactérias intestinais. Caso a nossa flora intestinal adoeça e passe a produzir serotonina, de maneira inadequada, desenvolvemos depressão e ansiedade.

Interação entre flora intestinal e genética

Nossa flora intestinal nos fornece grande parte da nossa genética. Quando pensamos em genética, pensamos nos genes que recebemos diretamente do óvulo da nossa mãe e do espermatozoide do nosso pai. Na verdade, possuímos dois bancos de dados genéticos, chamados genomas. Nosso genoma clássico – que são os genes que recebemos dos nossos pais e se localizam dentro das nossas células – possui pouco mais de 20 mil genes. Por outro lado, nosso genoma bacteriano é constituído de cerca de 3,3 milhões de genes. Nossos genes bacterianos, além de afetar diretamente nossos órgãos, são capazes também de desligar, ligar, aumentar ou diminuir a atividade dos nossos genes. Conforme veremos mais adiante no tópico "Epigenética", nossos genes não são fixos; ao contrário, modificam-se constantemente sob influência do ambiente externo.

Nossas bactérias intestinais se alimentam apenas de plantas. Quando comemos comidas processadas, matamos a nossa flora intestinal original. Obviamente, quando adoecemos a nossa flora intestinal, estragamos a nossa genética.

A boa notícia: o tempo de vida das nossas bactérias é de uma média de 20 minutos. Poucas semanas após passarmos a ingerir uma dieta à base de plantas, nossa flora intestinal se torna normalmente saudável, com as consequências positivas óbvias para a nossa saúde.

Flora intestinal, a chave para o bom funcionamento do nosso sistema imunológico

Por ser uma barreira frágil e extensa e receber potenciais agressores provenientes da alimentação, como vírus, bactérias, corantes, conservantes e mais um tanto de substâncias tóxicas, o intestino se constitui no mais importante órgão do sistema imunológico de defesa. Para ser mais preciso, mais de 80% das células do sistema imunológico residem ao redor do intestino. Mas não é apenas por esse motivo que o sistema imunológico se localiza predominantemente ao redor dos intestinos.

Nosso sistema de defesa possui um descomunal banco de dados que informa a ele quais moléculas fazem parte do nosso organismo – "nosso eu" –, quais são inofensivas e quais são lesivas. Portanto, a partir desse banco de dados, que é constantemente atualizado ao longo da vida, nosso sistema de defesa se informa sobre quem deve ser atacado e sobre quem deve ser defendido.

Durante o processo de amadurecimento de algumas das nossas células de defesa, elas passam por longos caminhos próximos às paredes intestinais, onde recebem instruções – inclusive das bactérias intestinais – e são treinadas para reconhecer invasores e aprender a conviver em harmonia com a nossa flora intestinal. Ao longo de suas vidas, elas receberão instruções da flora intestinal para atacar ou não elementos que entram na nossa circulação sanguínea.

A flora intestinal exerce, portanto, uma influência decisiva no desenvolvimento do nosso sistema imunológico, uma vez que as bactérias da flora intestinal são uma espécie de professores das nossas células de defesa e funcionam como uma espécie de generais, pois inacreditavelmente são elas que determinam quem o sistema de defesa deve atacar. Mas elas vão ainda além, pois elas também orientam nosso sistema de defesa sobre o momento em que ele deve atacar o inimigo e sobre quando ele deve parar de atacar.

Depois de se estabelecerem nos intestinos dos recém-nascidos, parte das bactérias intestinais ensinam as células que compõem o sistema imunológico a identificarem as moléculas que podem e aquelas substâncias e moléculas que não podem penetrar nas barreiras intestinais dos nossos organismos. Um exemplo de como as bactérias intestinais afetam o sistema imunológico é o dos linfócitos T auxiliares. Esse conjunto de células possui a missão de sinalizar para outros linfócitos que chegou o momento de interromper o ataque aos agressores, assim que o ataque do sistema imunológico ao agressor não se fizer mais necessário. Pesquisas mais recentes mostram que os linfócitos T auxiliares são orientados pelas bactérias intestinais ao longo de toda a vida.

Para executar as suas missões de defender o nosso corpo de agentes agressores com perfeição, nosso sistema imunológico precisa conhecer toda a infinidade de moléculas que fazem parte dos nossos organismos e, por isso, fazem parte deles, e distingui-las dos quatrilhões de moléculas, substâncias e partículas que não fazem parte dos nossos organismos e, por isso, são, por natureza, lesivas às nossas células, tecidos e órgãos. E as bactérias intestinais, por existirem há bilhões de anos, são as professoras que exercem um papel fundamental de ensinar para as nossas células de defesa sobre quem elas devem atacar e quem elas devem proteger.

A verdade, um tanto constrangedora para muitos, é que os cem trilhões de bactérias que moram nas nossas fezes são o nosso principal órgão de defesa.

Existem diversas situações que podem matar nossas bactérias intestinais e provocar inflamação crônica no intestino, o que desencadeia diversas doenças crônicas. Nossas bactérias intestinais originais se alimentam basicamente de plantas. Vimos que as plantas são digeridas parcialmente no nosso estômago e porções iniciais dos nossos intestinos, e, em seguida, são encaminhadas para as porções finais do intestino, onde residem as bactérias intestinais. Elas, então, se alimentam e produzem as já relatadas cerca de 3 mil enzimas para o nosso organismo. Quando comemos comidas processadas, a digestão é encerrada ainda na primeira fase da digestão. As consequências são óbvias: nossas bactérias originais morrem.

Bactérias mutantes, comedoras de comidas processadas, se desenvolvem no lugar da nossa flora intestinal original. Como consequência, nos tornamos animais mutantes, pois parte significativa da nossa genética é alterada; nosso sistema imunológico se torna alterado e perde sua capacidade de distinguir invasores de moléculas pertencentes ao nosso organismo e, além disso, se torna estressado e começa a tomar decisões ruins, como atacar as próprias células do organismo. Nosso metabolismo também é perturbado, pois cepas de bactérias que mandam o organismo acumular gordura se desenvolvem em lugar daquelas que regulam corretamente esses processos metabólicos.

Além das comidas processadas, os antibióticos são potentes destruidores de bactérias intestinais. Muitas outras situações, como o estresse mental e a obesidade, podem afetar drasticamente o equilíbrio de nossa flora intestinal.

Quando a nossa flora intestinal morre, é como se uma floresta inteira – pense no Jardim do Éden –, repleta de rios caudalosos, árvores frondosas e quatrilhões de seres vivos simplesmente deixasse de existir e originasse um deserto, com pouca variedade de vida.

Bactérias intestinais e obesidade

Nosso estômago e nossos intestinos nos fornecem 90%

da comida que ingerimos, os outros 10% são fornecidos pelas bactérias residentes no intestino grosso. Algumas bactérias da flora intestinal são muito eficientes em extrair açúcares dos alimentos. Quando elas se multiplicam, temos um problema de obesidade a caminho.

Outras cepas de bactérias decidem sobre a forma de armazenagem de gorduras do nosso corpo. Mais comida processada resulta em predomínio de bactérias, que extraem muito açúcar dos alimentos e das cepas bacterianas que mandam o corpo estocar gorduras em vez de gastá-las.

Pessoas magras costumam ter uma flora bacteriana diversificada.

Por mais inacreditável que possa parecer, existem evidências de que bactérias ajudam a regular a produção de hormônios reguladores do apetite. Existe um consenso recente de que o intestino é o nosso órgão mais complexo. Para alguns pesquisadores, a flora intestinal é o nosso mais importante órgão.

Bactéria não são boa ou ruins. São seres vivos, que devem viver em seus habitats naturais. Em simbiose com elas, nos tornamos superorganismos. Fora de seus habitats, bactérias não sabem se comportar e provocam desequilíbrios do ambiente. Esses desequilíbrios geram o que chamamos de doenças. Exemplo: Bactérias que vivem nos intestinos de lagartixas, não podem viver nos nossos intestinos e, por esse motivo, nos causam diarreias e infecções muito perigosas.

O uso indiscriminado de antibióticos por seres humanos e a mistura de antibióticos rotineiramente colocados em rações animais com o objetivo de fazê-los crescer e engordar rapidamente.

Ratos alimentados com rações com proporções de antibióticos semelhantes aos das rações dadas ao gado ganham 15% de gordura corporal extra. Não resta dúvidas de que os antibióticos engordam e fazem os animais e os humanos crescerem.

Informações adicionais da nossa genética

Vida é todo organismo composto por uma ou mais células, que nasce, cresce, reproduz, morre e possui DNA. O DNA é uma biomolécula que tem o formato de dois cordões ou fitas paralelas e enrolados que, quando esticada, alcança 1,83 m de comprimento, mas ela é tão fina e tão perfeitamente enrolada em torno de si mesma que, incrivelmente, ocupa apenas uma fração de espaço de cada uma das nossas células. Um gene é um segmento de uma molécula de DNA

O DNA é constituído de 3 bilhões de blocos de construção denominados nucleotídeos, que são semelhantes às letras do alfabeto que constituem as palavras. No caso do ser humano, essas letras do alfabeto são suficientes para preencher, com palavras, aproximadamente 1.000 livros de 200 páginas!

O formato do DNA é exatamente o mesmo em todos os organismos da Terra. Todos os seres vivos têm DNA. Pertença a você, a uma planta, a um animal, a um fungo ou a uma bactéria, a molécula de DNA será sempre a mesma, mudam-se apenas as sequências de letras.

Todos os seres humanos têm os mesmos genes dispostos na mesma ordem. Mais de 99,99% da sequência de DNA de todos os seres humanos é a mesma. Assim como uma sequência de letras formam diferentes palavras e frases de diferentes livros, essas diferentes sequências das bases contêm as informações para construir proteínas de diferentes organismos.

O DNA, assim como todos os outros elementos de todos os seres vivos, são constituídos das cinco moléculas da vida.

Aprendemos na escola que os genes determinam a cor dos nossos olhos, cabelos, altura, formato e que são as sequências dos genes que conferem nossas características físicas e mentais. Aprendemos, ainda, que as doenças ocorrem quando as sequências dos genes sofrem alterações aleatórias. Pense na palavra

Roma, que seria a sequência genética correta. Agora, pense que por uma falha aleatória a letra R mudou de lugar a sequência se tornou "orma". Segundo esse conceito, essa nova sequência ocorrida ao acaso levaria a genes mal funcionantes e doenças. No auge da confiança na narrativa da genética clássica, eminentes geneticistas afirmaram que quase todas as doenças surgem porque um ou mais genes não funcionam direito. Segundo a visão da genética clássica, nascemos com uma carga genética rígida e essa carga genética determinará nosso destino: saúde, doença, inteligência, envelhecimento prematuro ou vida longa. Por esse raciocínio, nossos genes são fortalezas que não podem ser afetadas pelo ambiente externo e que é a sequência dos genes que determina se seremos mais inteligentes, saudáveis, doentes.

Por esse raciocínio, nossos genes seriam como *bunkers* inexpugnáveis e, portanto, jamais afetados por nossos hábitos de vida. As emoções não exerceriam qualquer influência sobre os nossos órgãos internos. Raiva, estresse, decepção, medo ou alegria não afetariam os nossos genes, e eles também seriam imunes aos efeitos lesivos do álcool, cigarro, conservantes e qualquer produto tóxico.

Seríamos como máquinas pré-programadas, com os destinos pré-traçados pela loteria genética, e não haveria o que ser feito. Nossos genes determinariam nossas tristezas, doenças, depressões, pois seríamos máquinas determinadas por genes imutáveis e inflexíveis. Aqueles agraciados com "melhores" genes, envelheceriam mais lentamente.

Genética ruim seria fator determinante de envelhecimento precoce e doença crônica, genética boa seria sinônimo de saúde e vida longa. De acordo com esse modo de pensar, nossa genética controlaria as nossas células para que elas pudessem produzir os nossos hormônios de uma maneira mecânica, como se eu e você fôssemos simples máquinas comandadas pela genética que existe dentro das nossas células, nos tornando robôs comandados por substâncias químicas. E não haveria o que fazer: nasci assim, sou assim, nada posso fazer para mudar isso.

A solução estaria na Engenharia Genética. Em um futuro próximo, os cientistas, especialistas em Genética, descobririam remédios capazes de mudar essa maquinaria química e, assim, mudar a pessoa que eu sou.

Por esse raciocínio, como as sequências de genes determinam saúde e doenças, a ciência seria capaz de fazer edições nas sequências dos nossos genes e nos tornar imunes a doenças, geniais, imortais.

O termo Engenharia Genética foi criado para explorar esse "mercado". No final do século XX, o Projeto Genoma foi criado para sequenciar os nossos genes, descobrir as sequências genéticas defeituosas e abrir caminho para a edição de genes.

No início dos anos 2000, surgiram os resultados do Projeto Genoma. O discurso de abertura de Craig Venter, um dos chefes do Projeto Genoma, resume os achados:

> *Nossa compreensão do genoma humano mudou de modo fundamental. O pequeno número de genes – cerca de 30 mil – apoia a noção de que não somos pré-programados. Sabemos agora que a noção de que um gene leva a uma proteína, e talvez uma doença, é falsa. Sabemos agora que o ambiente agindo em nossos passos biológicos pode ser tão importante em nos fazer o que somos quanto o nosso código genético.*

Esse pequeno trecho do discurso de um dos dois principais pesquisadores do Projeto Genoma diz tudo. Existem doenças causadas por erros nas sequências de genes(mutações), mas elas são a minoria.

Epigenética

A noção da Genética Clássica era a de que nossa genética era como um disco de CD. Nesse disco, estariam gravadas as músicas e estas só poderiam ser tocadas naquela sequência pré-programada. Vimos que essa era uma visão equivocada.

Agora, vou me esforçar para explicar, da forma mais simples possível, como nossos genes realmente funcionam.

O termo "Epigenética" foi criado em 1942 e, na acepção da palavra, significa "além da genética". Mas foi somente nas últimas décadas que a Epigenética – a nova disciplina que estuda como os nossos genes são afetados pelos nossos comportamentos, sem alterar a sequência dos genes – se desenvolveu.

Em resumo, os estudiosos descobriram que os genes presentes na molécula de DNA são como um disco (CD), que contém gravados os genes (músicas), mas que nem todos os genes presentes no CD são capazes de "tocar". Ao contrário, eles precisam ser ativados ou desativados para entrarem em funcionamento. E eles são ativados ou desativados pela nossa alimentação, pelo nosso sono, pelo nosso estado emocional, exercício, maneira de lidar com o estresse, prazer que sentimos com aquilo que fazemos; enfim, por todos os nossos comportamentos e pelo ambiente externo em geral.

Agora sabemos que moléculas presentes nas frutas, verduras, raízes, folhas, flores e sementes, assim como os hormônios produzidos pelos nossos organismos nos momentos de amor, fé e compaixão são capazes de silenciar genes defeituosos e ligar genes que nos tornam fortes e saudáveis. Produtos tóxicos estragam genes e impedem que genes defeituosos possam ser desligados.

Veja que fascinante: os alimentos que ingerimos são sinais químicos que "conversam" com os nossos genes e têm o poder de ligá-los e desligá-los e, assim, modificar o funcionamento do nosso DNA ao determinar quais desses genes se tornam ativos ou inativos. A ciência criou até um termo portentoso para essa nova área de estudos que avalia como os alimentos conversam com os nossos genes: Nutrigenômica.

Existem moléculas químicas – chamadas grupo metil e grupo acetil – que funcionam como chaves, que agem sobre os genes, ligando-os ou desligando-os. Essas substâncias chamadas grupo metil agem como se fossem pessoas atuando sobre o CD, colocando-o para tocar apenas aquelas músicas que lhe interessam, enquanto desativa aquelas desinteressantes.

Não somos abelhas, mas os genes desses seres funcionam de maneira muito parecida com os nossos. Todas as abelhas nascem com a mesma programação genética, mas algumas se tornam rainhas, outras operárias e outras, zangões. Operárias vivem poucas semanas, rainhas vivem quatro a cinco anos. Se todas têm a mesma programação genética, por que algumas se tornam rainhas enquanto outras se tornam zangões? Alimentação. Todos os embriões alimentados com geleia real durante cinco dias se tornam rainhas. Ou seja, a ingestão de geleia real durante cinco dias ativa os genes que tornam um embrião uma rainha. Alimentos de operárias ligam genes que tornam embriões em operárias.

Essas foram as mais importantes descobertas científicas dos últimos tempos, porque mudou tudo sobre o entendimento que tínhamos sobre a genética. Agora sabemos que não importa a carga genética que herdamos e, sim, quais dos nossos genes serão ativados, pois eles são ativados ou desativados de acordo com os nossos comportamentos. A verdade chocante é que o nosso DNA pode ser afetado pelo ambiente em que vivemos.

Pesquisas recentes provaram que o programa do nosso DNA pode ser ligado, inibido, modulado pela nossa alimentação, vida social, vida amorosa, exercício físico. Nossos relógios biológicos, fatores emocionais, poluentes, comportamentos sociais, alimentação... podem ligar ou desligar genes defeituosos, curando ou induzindo doenças.

O mais impressionante é que os efeitos dos nossos comportamentos sobre os nossos genes duram por longos períodos se sustentarmos esses comportamentos e, no nível das células, algumas características que adquirimos podem ser repassadas para os nossos filhos.

> Pense nisso: alterações prejudiciais provocadas pelo álcool ou cigarro ou comportamentos ruins são potencialmente transmitidas para os filhos. Assim, podemos passar para as próximas gerações genes defeituosos que, se ativados pelo grupo metil, podem contribuir para desencadear doenças crônicas.

Reflexão: 99,99% dos nossos genes são idênticos em todos os seres humanos do planeta. Por que somos tão diferentes? Um fato chocante é que não existe um ser humano que tenha o microbioma (o conjunto das bactérias intestinais que compõem a flora intestinal) igual ao outro, nem mesmo gêmeos idênticos. Será que as nossas impressionantes diferenças de personalidade residem nas grandes diferenças que existem entre os 3,3 milhões de genes bacterianos da nossa flora intestinal? Alguns pesquisadores entendem que existe uma base racional para essa hipótese.

Por tudo o que vimos nos parágrafos anteriores, nos tornamos diferentes porque cada um de nós se comporta de forma diferente. Temos uma espécie de livre arbítrio genético. Mas não restam dúvidas que a genética fornecida pelas nossas bactérias intestinais influenciam imensamente todos os aspectos das nossas vida.

> *Graças te dou, visto que por modo assombrosamente maravilhoso me formaste; as tuas obras são admiráveis, e a minha alma sabe muito. (Salmos 139: 14)*

3

Plantio de alimentos e surgimento de doenças crônicas

Como as primeiras bactérias se alimentavam? Elas seguramente sabiam produzir açúcar, gordura e proteínas a partir da água, do ar e da luz do Sol, ou seja, elas sabiam fazer fotossíntese.

As bactérias que deram origem às plantas passaram para elas os segredos de como fazer fotossíntese. Espécies de bactérias que nos deram origem passaram para nós e para os outros animais os segredos de como ingerir e fazer a digestão de plantas e de animais. No nosso caso, até onde sabemos, nossos primeiros antepassados se alimentavam de plantas e animais. Há cerca de 2,5 milhões de anos, nosso antepassado *Homo habilis* inventou as primeiras facas de pedra, que foram usadas para cortar carne, ossos e raízes. Observe que o *Homo habilis* foi a primeira espécie de seres vivos a criar ferramentas para facilitar a alimentação e tornar a vida menos trabalhosa. Mas usar facas de pedra não afeta a estrutura dos alimentos a serem ingeridos e não promove transformações no ambiente natural.

Há cerca de 1,8 milhão ou 1,9 milhão de anos, nosso antepassado *Homo erectus* começou a usar o fogo regularmente para cozinhar alimentos. O cozimento de partes comestíveis de plantas e animais facilita a mastigação e a digestão da comida, mas – mais uma vez – cortar e cozinhar comida não danifica as estruturas das células animais e vegetais e apenas facilita a digestão.

Após termos adquirido o nosso formato atual, entre 150 mil e 200 mil anos atrás, todo o nosso sustento era caçado (animais) e coletado na floresta (partes comestíveis das plantas). Herdamos os hábitos de vida, incluindo hábitos alimentares, dos nossos antepassados.

Na aurora dos nossos dias, vivíamos da caça de animais e da coleta de frutos, folhas, sementes, raízes. Por todo o planeta, cada bando adquiriu hábitos de vida diversos e incorporou uma grande diversidade de alimentos às suas dietas, conforme as características climáticas de cada uma dessas regiões. Existiu uma diversidade de culturas humanas e uma imensa diversidade de hábitos. Jamais existiu uma dieta única ideal praticada pelos nossos antepassados e, sim, uma significativa variedade de comportamentos alimentares oferecidos por ambientes diversificados. O que é singular nos humanos é a extraordinária variedade do que comemos. Durante todo esse período, houve um ponto em comum entre esses diversos hábitos: o ser humano sempre caçou e coletou todos os alimentos existentes na natureza e apenas os cortou e cozinhou. Até cerca de 10 mil anos atrás, nenhum ser humano do planeta jamais plantou alimentos. Portanto, até essa data, continuamos a nos alimentar das partes comestíveis das plantas e dos animais, tirando-os diretamente da natureza, sem processá-los e sem transformá-los em farinhas, pães, tortas, bolos e biscoitos.

Os registros arqueológicos mostram que há cerca de 10 mil anos – na antiga Mesopotâmia, hoje Iraque – alguns poucos seres humanos começaram a plantar trigo e cevada e a estocar esses grãos. Mostram também que, nesse mesmo período, foram inventadas as primeiras moendas de pedra, capazes de transformar grãos de trigo em farinhas.

O livro de Gênesis conta a história de Adão e Eva, o casal que cometeu o pecado original por desobedecer a Deus e, por esse motivo, foi expulso do paraíso. Existem muitas interpretações para o pecado original. Seguramente, a mais impressionante é a do físico e biólogo inglês John Desmond Bernal. Ele foi o primeiro estudioso a defender a interpretação de que os seres humanos daquela época consideravam que a floresta em que viviam era o paraíso e que a Terra era a mãe sagrada que não podia ser agredida, e que o livro de Gênesis narra o momento em que um grupo de homens e mulheres (Adão e Eva) abandonou essa forma de pensar e agir original para adotar um novo modo de se comportar: aquele que transforma a Terra apenas em um espaço que pode e deve ser queimado e destruído para servir de lugar para as novas plantações de alimentos. De acordo com a teoria de Bernal, movidos por essa nova espiritualidade deformada, esse grupo de pessoas optou por incendiar a floresta em que viviam para torná-la um espaço para as plantações de trigo e cevada.

Os registros fósseis confirmam que o trigo e a cevada foram cultivados e estocados há 10 mil anos, entre os rios Tigre e Eufrates, em uma região muito semelhante ao Jardim do Éden, descrita no livro de Gênesis.

Com o decorrer dos anos, o costume de plantar alimentos se espalhou pelo planeta, mas não se propagou rapidamente e difusamente do crescente fértil para o restante do planeta. O mundo não era globalizado, não existia acesso à informação e o contato humano à distância não existia. Consequentemente, a difusão da agricultura pelo planeta demorou milhares de anos e o plantio de alimentos se originou de forma independente, em épocas diferentes, em diferentes regiões do globo terrestre ao longo de vários milhares de anos.

Alguns exemplos:

- O trigo começou a ser cultivado há 11.500 anos no crescente fértil, onde atualmente é o Iraque.
- O arroz começou a ser cultivado há 9.500 anos, onde hoje é o sudoeste da China.
- O milho começou a ser cultivado na América Central, onde hoje é o México, há cerca de 3.500 anos.

- A "batata Inglesa" ou "batatinha" começou a ser cultivada na região dos Andes, há 5.500 anos, e levada para a Europa pelos navegadores espanhóis.

Em algumas regiões, a agricultura chegou ainda muito mais tardiamente. O Brasil é um exemplo: quando Pedro Álvares Cabral chegou aqui, há cerca de 500 anos, as pessoas que aqui habitavam ainda viviam basicamente da caça e da coleta dos alimentos que nasciam naturalmente na floresta.

Ainda hoje existem tribos africanas e povos da Nova Guiné que conservam os mesmos hábitos e costumes há mais de 20 mil ou 30 mil anos. Pesquisas realizadas por antropólogos que viveram ao longo de meses e até anos com esses povos nos fornecem excelentes informações sobre o estilo de vida antigo.

Um dos povos mais estudados é o *San*, que vive no deserto do Kalahari. Seus integrantes não plantam e não domesticam animais, apesar de terem um profundo conhecimento sobre a fauna e flora, inclusive criando medicamentos a partir de plantas.

Quando os pesquisadores comparam os níveis de saúde geral dos antigos povos que caçavam e coletavam comida com aqueles que decidiram começar a plantar alimentos, eles chegam a conclusão de que o plantio de comida não foi uma boa uma ideia tão boa assim. A agricultura trouxe maior volume de comida. Uma mesma área cultivada fornece de dez a cem vezes mais quantidade de alimentos do que uma área de caça e coleta. Mas, ao produzirem muito volume de comida, os agricultores perderam a variedade. Deixaram de ingerir até 500 tipos de alimentos ao longo de um ano e passaram a comer um grande volume de apenas um ou dois alimentos, que ainda eram transformados em farinhas.

Além da menor diversidade de alimentos que os agricultores ingeriam, a transformação de grãos em farinhas tornou a dieta pobre em vitaminas, antioxidantes, anticancerígenos, anti-inflamatórios e antienvelhecimento, pois essa transformação resulta na perda das vitaminas, antioxidantes e sais minerais determinantes para a manutenção da boa saúde. Assim, os caçadores coletores, além de comerem maior diversidade de alimentos, ainda os retiravam ainda frescos e os ingeriam logo que os extraíam da terra.

Os caçadores coletores não possuíam casas definitivas, uma vez que eles mudavam de locais de moradia a cada três semanas para não esgotar os recursos naturais. Os novos agricultores começaram a ter residências fixas e, por isso, passaram a caminhar muito menos, resultando em indivíduos acima do peso, falta de movimento e por excesso de ingestão de farinhas.

Registros fósseis mostram que homens caçadores coletores de alimentos que viveram há 14 mil anos mediam 1,75 m, enquanto as mulheres mediam 1,67 m. Homens e mulheres que viveram nessa época possuíam ossos muito mais fortes do que os superatletas de hoje.

Quando os arqueólogos estudaram os ossos de pessoas que viveram há 5 mil anos descobriram que as médias de altura haviam caído para 1,60 m para homens e 1,52 m para mulheres, em várias regiões do mundo. Foi apenas nos tempos modernos e para algumas populações ricas que a altura média do ser humano voltou aos tempos de 14 mil anos atrás.

Gregos e turcos ainda são mais baixos do que os nossos ancestrais. Muitas doenças danificam os ossos de maneiras características e os estudos esqueletais revelam que os povos que viveram há menos de 10 mil anos sofriam de doenças desencadeadas por desnutrição que eram quase inexistentes em povos que viveram há 14 mil anos. Dentes estragados também eram muito mais frequentes entre os povos que viveram mais recentemente. Quase não havia deformidades ósseas, cáries nem sinais das doenças crônicas modernas nos ossos de povos que viveram há mais de 10 mil anos.

Embora tivessem mais volume de comida, os povos que

optaram por plantar comida tinham de trabalhar mais intensamente, experimentaram mais fome e muito mais doenças infecciosas do que os caçadores coletores de alimentos. A perda de saúde dos agricultores foi tão dramática que a expectativa de vida entre eles caiu cerca de cinco anos quando comparados aos caçadores coletores.

Hoje, apesar da perda de diversidade e do território reduzido, eles ainda se alimentam de mais de cem variedades de alimentos ao longo do ano. As plantas são consumidas ainda frescas e fornecem grande variedade de sais minerais, vitaminas, anticancerígenos, anti-inflamatórios, antioxidantes e fibras necessárias para a nutrição das suas bactérias intestinais.

Os adultos do povo San possuem níveis de colesterol de cerca de 121 mg; suas taxas de açúcar no sangue, triglicérides e níveis de pressão sanguíneas estão entre as mais saudáveis do planeta. Eles caminham mais de sete horas por dia; dormem no início da noite e acordam ao raiar do dia; habitualmente, permanecem longas horas em jejum, mas não existe fome e desnutrição entre eles. Seus índices de gordura corporal estão em torno dos 10%, mas eles não são desnutridos; ao contrário, são atletas de resistência.

As principais causas de mortes entre esses povos de estilo de vida antigo são as infecções respiratórias, diarreias, infecções, quedas de árvores e ataque de animais.

Um excelente relato científico de epidemia de doenças crônicas associadas ao nosso estilo de vida moderno é o descrito pelo autor Jared Diamond no monumental livro O *mundo até ontem*. Ele conta sobre a convivência dele com os povos da Nova Guiné, desde 1964, e nos oferece muitas respostas a respeito de como surgem várias das doenças modernas crônico-degenerativas.

Ele se admira da excelente saúde, força física, inteligência e resistência de um povo que, naquela época, se alimentava basicamente de raízes cultivadas (batata-doce, taro e inhame) que forneciam cerca de 90% das calorias ingeridas, além do amido retirado dos grãos dos caules dos saguzeiros. Ele pondera que não havia um único guineense obeso, nem mesmo pessoas acima do peso. Ele mostra também que os registros em hospitais e exames médicos feitos em guineenses confirmam a boa saúde deles. Doenças como pressão alta, diabetes, infarto, derrame cerebral e câncer eram desconhecidas entre os guineenses que viviam na zona rural e não era pela baixa expectativa de vida, uma vez que, mesmo entre as pessoas que chegavam aos 70 ou 80 anos, elas não eram conhecidas. Mas, em 1964, os guineenses começaram a adotar a dieta e o estilo de vida ocidental. Hoje, com os guineenses se tornando empresários, operários, políticos, motoristas, o sedentarismo e o consumo de alimentos processados se tornaram hábitos de vida. Como esperado, mesmo em aldeias rurais, obesidade, hipertensão e todas as doenças crônicas se tornaram epidemias. Estima-se que entre os wanigelas, que foram os primeiros guineenses a adotarem o estilo de vida ocidental, 37% da população tenha se tornado portadora de diabetes.

Será que a invenção da agricultura foi uma boa ideia? Para Jared Diamond, não. Segundo ele, a invenção da agricultura foi "o pior erro da humanidade".

O equilíbrio interno perfeito

Uma célula é uma sala. Células possuem paredes, assim como salas; possuem portas e janelas, assim como salas. As "portas e janelas" existentes nas células sevem para que elas recebam nutrientes e orientações do organismo; servem também para escoar "enzimas" que elas produzem para o organismo. Mas, além de permitir conexões com o organismo, as paredes, portas e janelas das células servem para mantê-las em equilíbrio interno perfeito. Ou seja, nada faltando e nada em excesso e nada que seja estranho. Cada elemento dentro da célula deverá existir em uma faixa estreita de segurança. A célula não funciona bem com pouco açúcar, mas muito açúcar será extremamente tóxico para ela. E essa regra serve para todos os outras moléculas da vida (proteínas, gorduras, água, sais minerais). Qualquer elemento estranho, que não seja uma das cinco moléculas da vida, que penetrem no nosso organismo, e consequentemente nas nossas células, provocará desequilíbrios e romperá o equilíbrio interno perfeito. O nome dado pela ciência a esse equilíbrio interno perfeito é homeostase. A perda da homeostase resulta em doença. Neste texto, usarei o termo equilíbrio perfeito como sinônimo de homeostase.

Por volta de 1850, o médico patologista Rudolf Virchow postulou que as doenças resultam de desequilíbrios (lesões) nas células e que o estado de saúde de uma pessoa depende do estado de saúde de suas células. Entender sobre quais são os fatores que adoecem as nossas células e como evitar esses fatores é o caminho para conservarmos nossa saúde, reverter e até curar doenças. Neste texto, levarei a compreensão da saúde ao nível celular e farei o máximo de esforço para lhe mostrar que temos um imenso poder de conservar e restaurar o equilíbrio interno perfeito das nossas células.

Qual é o órgão fundamental para a manutenção do equilíbrio interno perfeito de todas as células dos nossos organismos?

Todos são importantes, todo mundo trabalha em sintonia perfeita, mas a interface entre o ambiente externo - pense em como a comida e a água vêm de fora - e o ambiente interno do nosso organismo é o intestino.

É ele que é responsável por receber, digerir e enviar as moléculas da vida para o interior dos nossos organismos em proporções perfeitas, nada faltando, nada sobrando...

A planta da cocaína tem muito a nos ensinar sobre como o processamento dos alimentos naturais promove desequilíbrios que levam a repetidas lesões em nossas células, hiperatividade em nosso sistema imunológico, inflamação crônica, envelhecimento inflamatório, doenças crônicas erroneamente atribuídas à passagem do tempo.

A Erythroxylum Coca, popularmente chamada planta da cocaína, é um arbusto originário da região dos Andes que atinge entre 1,2 m e 2,0 m de altura. Suas folhas são utilizadas como alimento pela população nativa da América do Sul há, pelo menos, 5 mil anos. Quando, por volta de 1860, a cocaína foi isolada das folhas da planta, de imediato, ocorreu um frenesi de entusiasmo com a substância mágica, capaz de combater a fadiga, a tristeza e a depressão. A cocaína foi distribuída na Europa pelo laboratório Merck no final do século XIX. Sigmund Freud foi um entusiasta dessa substância supostamente maravilhosa. O papa da época condecorou um químico que inventou um vinho à base de cocaína. Uma revista inglesa chegou a declarar que alimentos se tornariam comidas reservadas aos animais e que uma única dose de uma substância como a cocaína poderia sustentar um ser humano por um mês.

As folhas da planta, de onde se extrai a cocaína, ainda são utilizadas como alimento na região andina e inclusive o seu consumo como alimento é legal na Bolívia e no Peru. Um apressado leitor pode concluir que os povos da região andina são "chapados" há mais de 5 mil anos. Mas não se trata disso.

As folhas da planta – como qualquer forma de vida – é composta de células vegetais cuja composição já conhecemos: água, gordura, açúcar, proteínas e sais minerais. Durante a digestão dessas folhas, bilhões de moléculas serão liberadas. Ao ingerirmos uma folha de coca, ela liberará uma fração indetectável da substância ativa (cocaína) para a corrente sanguínea. Existem pesquisas mostrando que podemos ingerir 50 folhas de cocaína e, ainda assim, nenhuma fração de cocaína será detectada no nosso sangue.

O problema não está nas propriedades da planta e, sim, no seu refinamento. A cocaína existe na planta não para fazer mal, mas para exercer missões úteis à vida dela. São necessários entre 600 e 750 kg de folhas secas de coca para extração de 1 kg da substância ativa, cocaína.

O processo de refino é o derretimento das células vegetais e a posterior separação do pó da cocaína do restante dos componentes da célula vegetal, portanto, funciona como uma digestão feita fora do corpo. Todos os componentes constituintes das folhas são eliminados e isola-se a cocaína. O pó da cocaína ficou puro a ponto de ser absorvido pela mucosa do nariz do usuário e entrar rapidamente na circulação sanguínea e imediatamente destruir a reputação e a vida da vítima.

Fabricar cocaína não é adicionar substâncias químicas perigosas e, sim, purificar a cocaína que existe nas folhas da planta em mínimas quantidades. Pense no processo de fabricação das farinhas de trigo, milho e mandioca. Observe que são processos muito similares. Formas de vida compostas de células são passadas em máquinas, as quais separam a farinha dos outros elementos.

A folha de cocaína é um alimento de verdade. A digestão de alimentos vegetais é um processo lento, trabalhoso e controlado, que dura cerca de 72 horas. Depois de reconhecer as partes comestíveis das plantas e dos animais no interior dos nossos intestinos, nosso organismo sabe orientar nossos estômagos, intestinos, fígados, pâncreas para produzir os hormônios capazes de dissolver as células vegetais e animais e, então, extrair as moléculas da vida presentes nessas células e finalmente enviá-las para a nossa circulação sanguínea, nas doses exatas, sem carências e sem níveis tóxicos.

Quando comemos comida de verdade, não importa a quantidade que ingerimos, o nosso organismo reconhece as células presentes nesses alimentos e, em seguida, as digere, para então retirar delas exatamente a quantidade de açúcares, gorduras, proteínas e sais minerais necessária. O próximo passo será a extração das moléculas que o organismo está necessitando. Em seguida, essas moléculas serão enviadas para a corrente sanguínea, nas exatas concentrações. Veja que a digestão e absorção dos alimentos de verdade é um processo inteligente e regulado pelo organismo em um nível de perfeição inimaginável.

Em condições normais, as paredes dos nossos intestinos são completamente impermeáveis à saída passiva de conteúdo do estômago e dos intestinos para a circulação. Caso não fosse assim, morreríamos envenenados! Existe intensa comunicação entre as células absortivas do intestino, as bactérias da flora intestinal e as biomoléculas constituintes dos alimentos liberadas durante a digestão, para que não entre nada em excesso e nada falte. Quando ingerimos muita comida natural, nossa inteligência biológica consegue interromper a entrada em demasia de moléculas para evitar excessos que geram desarmonia interna, a qual leva a lesões.

A cada instante, o organismo orienta o cérebro, que orienta estômago, intestino, pâncreas e fígado sobre quais hormônios da digestão devem ser produzidos e em quais doses e quanto de cada molécula da vida deverá ser absorvida e enviada para a circulação. Portanto, não existe vazamento passivo e "burro" do conteúdo do estômago e intestinos para o sangue, como se o intestino fosse uma lata velha cheia de buracos.

Além de absorver gorduras, açúcares e proteínas, nossas células intestinais regulam também a entrada em doses absolutamente exatas de moléculas de ferro, magnésio, cobre, zinco e tantos outros. Mesmo se houver uma maior concentração desses elementos no interior das células dos alimentos de verdade, nossas células intestinais escolherão apenas o necessário desses nutrientes para a corrente sanguínea. Todas as moléculas da vida entram na nossa circulação em doses absolutamente controladas, nada faltando, nada sobrando.

A única diferença entre as farinhas, o açúcar e a cocaína reside no fato de que a cocaína destrói imediatamente o cérebro e o sistema circulatório da vítima, enquanto os excessos de glicose existentes no pó das farinhas estragam o cérebro e o corpo de forma mais lenta.

As moendas de pedras usadas para transformar grãos ricos em nutrientes em farinhas foram as piores inovações criadas pelas pessoas que resolveram viver da plantação de comidas. Transformar grãos em farinhas teve consequências muito negativas, pois um grão é um ser vivo que contém em sua composição os cinco elementos da vida. Quando esses grãos são moídos, perde-se água, fibras e os bilhões de moléculas as quais chamamos de vitaminas, fitoquímicos e antioxidantes, e o valor nutricional desses alimentos cai absurdamente.

Qualquer processo de transformação da comida de verdade promove uma desconstrução das células de um organismo vivo em subprodutos mortos. Como consequência, nossos organismos simplesmente perdem a capacidade de controlar a entrada das moléculas para a circulação. A transformação de alimentos em pós, sucos, purês e massas confundem os nossos intestinos e, nesse caso, os transformam em latas velhas furadas, por onde vazam substâncias e moléculas em doses tóxicas.

> Não podemos negar a existência das leis naturais. A lei da gravidade nos mantém caminhando sobre a Terra.
>
> Também não podemos negar a existência das leis da cadeia alimentar. De acordo com essas leis, plantas e algumas bactérias se alimentam criando suas próprias moléculas da vida, realizando fotossíntese. Herbívoros se alimentam de plantas, animais carnívoros se alimentam de outros animais e animais onívoros se alimentam de plantas e animais. Para as plantas, alimentar é fazer fotossíntese; para os animais, é possível realizar a transferência de moléculas da vida de um ser vivo para outro.

Somos animais. Nossos intestinos foram moldados para reconhecer, digerir e absorver as células vegetais e animais que compõem os organismos de animais e vegetais.

Em condições normais, quando ingerimos os verdadeiros alimentos, nossos intestinos reconhecem esses alimentos, concluem que existem moléculas da vida em quantidade suficiente dentro de seus conteúdos e mandam o nosso cérebro produzir a saciedade. Portanto, são os intestinos que comandam todo o processo de digestão, absorção de nutrientes e regulação do nosso apetite. A comida natural mantém a íntima conexão entre os intestinos e o cérebro.

Apesar de ter criado os produtos processados a partir dos verdadeiros alimentos – e continuar erroneamente chamando produtos processados de alimentos – nossos cérebros criativos não mandam nada quando o assunto é digestão, absorção de nutrientes e regulação do apetite. E por não terem sido moldados para reconhecer produtos processados como alimentos, os nossos intestinos simplesmente não os reconhecem, não sabem digeri-los nem controlar a absorção.

O resultado é uma enxurrada de doses tóxicas de açúcares, gorduras, proteínas, corantes, conservantes e tantos outros produtos tóxicos que transformam nossos vasos sanguíneos em canais de esgotos semelhantes aos rios poluídos das grandes metrópoles do mundo subdesenvolvido.

Outra consequência é a desregulação dos mecanismos reguladores do apetite. Quando o assunto é alimentação, quem comanda é o nosso intestino. O cérebro apenas obedece. Quando comemos comida de verdade suficiente, os nossos intestinos mandam ordens para o cérebro produzir sensação de saciedade. Mas como os nosso intestinos desconhecem farinhas, pães, bolos e produtos afins, eles perdem a capacidade de orientar o cérebro e regular o apetite quando ingerimos produtos processados. O problema maior é que esses produtos

> são fabricados na medida para oferecer uma explosão imediata de sabor nas áreas instintivas e inconscientes do cérebro. As mesmas áreas envolvidas nos vícios em álcool, cocaína, maconha e analgésicos. O resultado é previsível: vício em produtos processados. O intestino está cheio, mas o cérebro anseia por mais prazer. E assim chegamos a uma situação constrangedora: perdemos a capacidade de controlar o nosso próprio apetite! Nos tornamos seres um tanto desorientados, escravos de prazeres hedônicos, vítimas irremediáveis dos nossos instintos. Mas ser um ser humano não é exatamente ter a capacidade de nos tornar exatamente aquela pessoa que um dia decidimos nos tornar?
>
> Viciamos porcos, galinhas, vacas com rações; não por amor, mas por ganância... Será que a indústria da dieta não está fazendo o mesmo conosco?

Nas últimas décadas, o fabuloso mundo novo transformou o que já era ruim em coisa muito pior: as chamadas comidas superprocessadas, que são misturas de doses tóxicas de gorduras, açúcares, proteínas com corantes, conservantes, adoçantes e estabilizantes de sabores, destruidores de nossas células.

Como sempre, não temos muitos dados sobre o que ocorre no Brasil, mas, nos Estados Unidos, a dieta de um cidadão norte-americano típico costuma ser constituída de 62% de produtos processados. Carnes, ovos, leite e peixes contribuem com 25% e apenas 12,5% de frutas, vegetais, leguminosas, sementes e grãos. A população norte-americana tem à disposição mais de 60 mil produtos processados disponíveis nas prateleiras dos supermercados. Grande variedade, gigantesco engano. Toda aquela variada paisagem artificial não contém diversidade de nutrientes, uma vez que, durante o processo de fabricação, todos os micronutrientes são perdidos, restando basicamente gordura, açúcar e proteínas; a esses macronutrientes são adicionadas doses "cavalares" de sal, adoçantes, conservantes, estabilizante e edulcorantes, muitos deles com reconhecidas propriedades cancerígenas.

Alguns desses enlatados são ricos em proteínas, porém, não passam de restos de carnes ou restos de plantas conservadas no sal e outros aditivos capazes de matar qualquer célula que entre em contato com eles. Entendeu agora porque eles são "conservantes"? Eles matam bactérias e outros microrganismos que "fazem o alimento perder". Por que poupariam nossas células? Bondade!?

Características dos alimentos processados

A seguir apresento um breve resumo do *Guia Alimentar para a População Brasileira*, publicado pelo Ministério da Saúde:[1]

- Tem composição nutricional desbalanceada. Os ingredientes principais desses alimentos fazem com que, com frequência, eles sejam ricos em gorduras ou açúcares e, muitas vezes, simultaneamente ricos em gorduras e açúcares.

- É comum que apresentem alto teor de sódio, por conta da adição de grandes quantidades de sal, necessárias para estender a duração dos produtos e intensificar o sabor, ou mesmo para encobrir sabores indesejáveis oriundos de aditivos ou de substâncias geradas pelas técnicas envolvidas no processamento.

- Para que tenham longa duração e não se tornem rançosos precocemente, os alimentos processados são frequentemente fabricados com gorduras que resistem à oxidação, mas que tendem a obstruir as artérias que conduzem o sangue dentro do nosso corpo.

- Alimentos processados tendem a ser muito pobres em

---
[1] Para baixá-lo gratuitamente, digite no navegador do seu computador ou celular: "Guia Alimentar para a População Brasileira 2014".

fibras, que são essenciais para a prevenção de doenças do coração, diabetes e vários tipos de câncer.

- Alimentos *light* ou *diet* são ainda mais perigosos: quando a indústria retira gordura, esse produto terá que ser substituído por açúcar para dar o mesmo volume. Quando o conteúdo de gordura do produto é reduzido à custa do aumento no conteúdo de açúcar, ocorre o inverso. Seu corpo sofre com intensa inflamação quando se adicionam fibras ou micronutrientes sintéticos aos produtos, sem a garantia de que o nutriente adicionado reproduza no organismo a função do nutriente naturalmente presente nos alimentos. Portanto, não caia no conto do vigário.

- A composição nutricional desbalanceada inerente à natureza dos ingredientes dos alimentos processados favorece doenças do coração, diabetes e vários tipos de câncer, além de contribuir para aumentar o risco de deficiências nutricionais.

- Embora cada aditivo utilizado nesses produtos tenha que passar por testes, para ser aprovado pelas autoridades sanitárias, os efeitos de longo prazo sobre a saúde e o efeito cumulativo da exposição a vários aditivos nem sempre são bem conhecidos.

Os produtos processados ou ultraprocessados são criados pela indústria a partir dos verdadeiros alimentos (óleos, gorduras, açúcar, amido, proteínas), derivados de constituintes de alimentos (gorduras hidrogenadas, amido modificado) ou sintetizados em laboratório com base em matérias orgânicas como petróleo e carvão (corantes, aromatizantes, realçadores de sabor e vários tipos de aditivos usados para dotar os produtos de propriedades sensoriais atraentes). Técnicas de manufatura incluem extrusão, moldagem e pré-processamento por fritura ou cozimento.

Classificação dos alimentos: *in natura*, processados e ultraprocessados

Ainda de acordo com o *Guia Alimentar para a População Brasileira 2014*, alimentos *in natura* são aqueles obtidos diretamente das plantas ou dos animais sem que tenham sofrido qualquer transformação. Exemplos:

- hortaliças (legumes e verduras) e frutas *in natura* ou embaladas, fracionadas, refrigeradas ou congeladas;
- arroz, milho (em grão ou na espiga) e outros cereais em grãos;
- feijão (preto, carioca, fradinho, vermelho, guandu, branco etc.);
- cogumelos frescos ou secos;
- frutas secas (ameixa, damasco, figo etc.);
- suco de fruta (natural ou pasteurizado e sem adição de açúcar ou outras substâncias);
- castanhas (castanha de caju, castanha de baru, castanha-do-brasil), noz, amêndoa, amendoim, macadâmia, avelã (sem sal ou açúcar);
- alimentos sem farinhas de mandioca, milho ou trigo e macarrão ou massas frescas ou secas feitas com essas farinhas, água e ovos; carnes de gado, de porco e de aves e pescados frescos, resfriados ou congelados; leite pasteurizado, chá, café, água potável; ovos.

Minimamente processados, são alimentos *in natura* que, antes de sua aquisição, foram submetidos a alterações mínimas. Exemplo: abacaxi em calda.

Produtos processados são aqueles fabricados essencialmente com a adição de sal ou açúcar a um alimento *in natura* ou minimamente processado. Exemplo:

- conservas de cenoura, pepino, ervilhas, palmito, cebola, couve-flor, dentre outros legumes, preservados em salmoura ou em solução de sal e vinagre;
- queijos; pães feitos com farinha de trigo, fermento, água e sal.

Produtos ultraprocessados são aqueles cuja fabricação exige diversas etapas, técnicas de processamento e ingredientes, muitos deles de uso exclusivamente industrial. Exemplo:

- suco de caixinha de abacaxi;
- guloseimas em geral (chocolates, pirulitos, sorvetes etc.);
- cereais matinais açucarados;
- bolos e misturas para bolo;
- margarina;
- barras de cereal;
- sopas, macarrão e temperos "instantâneos";
- molhos prontos;
- salgadinhos "de pacote";
- refrescos e refrigerantes;
- iogurtes e bebidas lácteas adoçados e aromatizados;
- bebidas energéticas;
- produtos congelados e prontos para aquecimento (lasanha, pizza, nuggets etc.);
- pães, bolachas e biscoitos feitos com gordura vegetal hidrogenada, açúcar, amido, soro de leite, emulsificantes e outros aditivos.

Óleos, gorduras, sal e açúcar – produtos extraídos de alimentos *in natura* ou diretamente da natureza e usados para criar preparações culinárias. Exemplo:

- óleos de soja, de milho, de girassol e de canola;
- azeite de oliva;
- manteiga;
- banha de porco;
- gordura de coco;
- açúcar de mesa branco, cristal, demerara ou mascavo;
- açúcar de coco;
- sal de cozinha refinado ou grosso.

> Para pensar: as leis naturais determinam que só podemos ingerir seres vivos. Um ser vivo é todo organismo composto de uma ou mais células, que possui DNA, nasce, cresce, reproduz, morre e possui capacidade de transformar substâncias químicas – açúcares, gorduras e proteínas – em energia para manutenção do próprio corpo.

Para refletir

O dia em que a corrente sanguínea do meu filho foi transformada em um rio poluído

Em uma manhã, meu sogro me chamou, apavorado. Meu filho Lucas, que tinha uns quatro anos na época, havia feito xixi com uma coloração avermelhada. Rapidamente eu o tranquilizei e falei em tom de brincadeira: "Foi aquele algodão doce que o senhor deu para ele ontem".

Agora vamos pensar na trajetória que aquele aglomerado de substâncias tóxicas matadoras de células percorreu dentro do organismo do meu filho: vazou do estômago diretamente para o fígado; depois, seguiu para o lado direito do coração; em seguida, foi bombeado para os pulmões e retornou para o lado esquerdo do coração, que inundou cérebro, rins, ossos, corpo inteiro... Será que as epidemias de asma, obesidade, transtorno de déficit de atenção são meras doenças surgidas do nada? Durante muitos dias, os vasos sanguíneos e todos os órgãos internos do meu filho foram agredidos. E o sistema de defesa dele, mesmo jovem e saudável, pouco pôde fazer para neutralizar aqueles produtos destruidores de células, uma vez que são produtos inorgânicos que não podem ser digeridos. Alguma semelhança com um rio de esgoto? Quantos anos os resquícios desse algodão doce permanecerão nos ossos, músculos, paredes de vasos sanguíneos do meu filho?

Pense em mais esse problema: vírus, bactérias e substâncias existentes naturalmente nas plantas podem ser inativados pelo organismo, por serem orgânicos e biodegradáveis, mas os microplásticos, os corantes e os conservantes artificiais podem permanecer durante anos nos nossos corpos, pelo fato de os nossos organismos não poderem degradá-los.

Não há substância que tenha vocação de provocar câncer, isso é uma falácia. Qualquer substância – que não seja uma das moléculas que compõem a vida – pode estragar o nosso material genético e provocar essa doença. Algumas substâncias são mais tóxicas e têm maior capacidade de promover lesões, mas não existe nenhuma substância estranha ao corpo que seja segura. Mas as autoridades... você acredita em opiniões de especialistas? Cuidado com os conflitos de interesse.

Somos ensinados a considerar como produtos tóxicos para a nossa saúde apenas aqueles radioativos ou corrosivos que são capazes de provocar lesões extensas, visíveis a olho nu, mas esse é um tremendo equívoco, pois as microlesões repetidas provocam estragos nos nossos órgãos que levam à disfunção, envelhecimento e doenças.

Apenas alguns deles:

- conservantes, corantes artificiais;

- fumo;
- poluentes do ar;
- adoçantes;
- álcool;
- tinturas de cabelo;
- desodorantes;
- vitaminas e sais minerais encapsulados;
- substâncias adicionadas aos comprimidos (medicamentos);
- microplásticos presentes em embalagens de produtos processados.

Reflexão: será que não deveríamos nos tornar ecologistas radicais da nossa própria microecologia?

Reflexão: não leia "bula" de "comida". Comida de verdade não tem rótulo.

Leia bula de remédios antes de tomá-los. Tudo o que está escrito em uma bula de um medicamento foi criteriosamente pesquisado.

4

Vaquinhas ensinam sobre flora intestinal e epigenética

A primeira vez que eu vi a Castanhola, tive medo. Ela estava muito furiosa e se machucava, batendo na cerca do curral, ao tentar atacar o homem que cuidava do bezerro que ela acabara de dar à luz. Mas o que tornava a Castanhola diferente não era a agressividade e, sim, a sua capacidade de produzir incríveis 5 litros de leite ao dia, algo totalmente incomum para a época.

Estávamos provavelmente em 1971 ou 1972, não sei precisar. Eu tinha uns seis ou sete anos de idade e morava com os meus pais na fazenda de propriedade deles. Naquela época, na região onde eles tinham fazenda, vacas eram animais rústicos que viviam mais de 20 anos, produziam entre 1 e 3 litros de leite ao dia, cresciam muito lentamente e só se tornavam aptos para engravidar com 36 a 42 meses de idade.

Um detalhe divertido, que mostra que esses animais atingiam idades muito avançadas, é que o meu pai examinava os dentes das vaquinhas antes de comprá-las, para estimar suas idades, pois muitos animais desgastavam os seus dentes e morriam de inanição por atingir idades muito avançadas.

Hoje, as vacas são animais de vida curta. Muito frágeis e doentes, mal chegam aos oito ou dez anos de idade, crescem rapidamente, engravidam aos 14 meses e são capazes de produzir até de 50 a 60 litros de leite ao dia.

Por que esses animais sofreram tantas mudanças?

As respostas surgem na ponta da língua: novas raças foram introduzidas. Melhoramento Genético. Tecnologia! Alimentação moderna! Avanços da ciência, que criam animais cada vez mais evoluídos!

Será?! Para os grandes produtores de leite modernos e comercializadores de vaquinhas produtoras de 60 litros ao dia são "animais fantásticos, frutos do melhoramento genético". Ok! Eles ganham dinheiro com esses animais e nós, consumidores, queremos comprar produtos lácteos baratos. Todo mundo fica feliz.

Mas a realidade sempre é mais complexa: vacas são animais herbívoros que ao longo de milhões de anos foram adaptados para comer apenas mato e capim e vacas criadas como Castanhola viviam praticamente o mesmo estilo de vida de seus antepassados e a flora intestinal dessas vaquinhas permanecia saudável e intacta, como a de seus antepassados de milhões de anos atrás.

E, então, chegaram os suplementos alimentares, os antibióticos e as rações e o desastre aconteceu: bactérias de animais adaptados para comer mato e capim não sabem comer plantas. As consequências foram óbvias: as bactérias que constituem a flora intestinal original das vaquinhas morreram e foram substituídas por bactérias que sabiam comer rações. E quando a flora intestinal das vaquinhas muda, parte significativa da genética delas também muda, o sistema imunológico muda e o metabolismo muda. Quando a nossa flora intestinal muda porque comemos rações, luxuosamente chamadas de "comidas processadas", nossa função genética também sofre alterações que têm fortes implicações para a nossa vida.

As rações adoeceram e mataram a flora intestinal das vaquinhas a ponto de modificarem profundamente a genética delas. Vaquinhas modernas são animais mutantes, doentes, de crescimento rápido, frágeis, que adoecem e envelhecem rapidamente. A mudança da flora intestinal é a chave para a transformação das vaquinhas, mas as rações também estragam o material genético existente dentro das células desses animais e essas alterações são repassadas para as filhas.

Por que falar de rações e de vaquinhas, quando o assunto somos nós, seres humanos?

Vaquinhas e humanos compartilham muitas semelhanças e algumas diferenças radicais, mas existem muito mais semelhanças do que diferenças entre nós. Nossa genética é muito semelhante à das vaquinhas. Do mesmo jeito que a nossa flora intestinal saudável é a chave para a nossa saúde, a flora intestinal das vaquinhas é a chave para a saúde delas. Do mesmo jeito que as rações destruíram a flora intestinal das vaquinhas, as nossas rações destruíram a nossa flora intestinal, resultando em alterações na porção da nossa genética fornecida pela flora bacteriana.

Vejo você contestar: já fui comparado às vaquinhas, mas ração já é demais, não comemos rações!

Respondo: Comemos, sim! E eu explico: os principais ingredientes das rações das vaquinhas são farelo de soja, farelo de milho e farelo de trigo. Os principais ingredientes das nossas comidas são farinhas de trigo, milho e mandioca, além dos óleos de soja, milho e outros. Ninguém contesta que, do ponto de vista nutricional, os ingredientes das nossas comidas são muito piores do que as comidas das vaquinhas. Só muda o nome, mas nossas rações, apesar de muito mais saborosas e infinitamente mais agradáveis aos olhos, são muito piores nutricionalmente. E chamá-las de pães, bolos, biscoitos ou rações é mera questão semântica.

Flora intestinal composta de bactérias mutantes geram distúrbios genéticos em vaquinhas e em humanos

Vaquinhas se tornam mutantes portadores de distúrbios

metabólicos que causam grande desequilíbrio nas glândulas produtoras de leite e, com todos os desequilíbrios e fragilidades já citados, muito em decorrência das mudanças genéticas ocorridas com o adoecimento da flora intestinal.

As rações animais, feitas de farelos, são nutricionalmente menos ruins do que as rações feitas de farinhas que ingerimos!

Assim como os antibióticos e as rações desequilibram o organismo das vaquinhas, os antibióticos que ingerimos e as nossas rações – mais gostosas, mas nutricionalmente mais maléficas – também destroem a nossa flora intestinal e desequilibram os nossos organismos.

Essas informações fornecidas pelo estudo da epigenética nos indicam que nossos genes são dotados de plasticidade.

Plasticidade é a capacidade de mudar de acordo com a mudança do ambiente. Conforme vimos, somos dotados da graça de possuir genes que mudam com o ambiente e essa flexibilidade genética nos confere um poder imenso, pois, de uma maneira magistral, temos certo livre arbítrio genético, pois, não importa muito a carga genética que herdamos e, sim, quais genes da nossa carga genética ativaremos conforme os nossos comportamentos.

Muito frequentemente converso com pessoas que convivem com medo dos seus genes, porque alguém da família teve determinada doença; na maioria das vezes, as doenças atingem mais frequentemente algumas famílias porque os seus membros costumam adotar os mesmos comportamentos. Eu brinco que, na maioria das vezes, se trata de transmissão de comportamento e, não, de transmissão genética. Existem algumas doenças que são determinadas geneticamente, por erros na sequência dos genes e ponto final: coreia de Huntington, talassemia, fibrose cística são genéticas. Temos que ter medo de estragar os nosso preciosos genes, com os nossos comportamentos inadequados, e não da nossa herança genética.

Na maioria das vezes em que adoecemos, a genética que

herdamos tem um papel muito restrito. Na verdade, apenas 5% dos pacientes com câncer, ou que apresentam doenças cardíacas, podem atribuir suas doenças a fatores hereditários. Cabe a cada um de nós assumir o comando do próprio ritmo de envelhecimento.

O caso do diabetes é clássico: mesmo que tenhamos herdado genes que predisponham ao diabetes, se nos mantivermos magros e ativos fisicamente não desenvolveremos a doença. O contrário também é verdadeiro: pessoas sem predisposição genética desenvolvem diabetes frequentemente em decorrência de hábitos de vida equivocados.

Até me lembrei de um trecho do poema *Invictus*, do poeta inglês William Ernest Henley:

> *Eu sou o senhor do meu destino*
> *Eu sou o capitão da minha alma.*

Assustadoramente, vivemos em um mundo dominado por pessoas que têm como prioridade o sucesso, o dinheiro e o poder. Será que estamos no rumo certo?

Espero ter convencido você de que o mais importante compromisso da sua vida é com a integridade dos seus genes e que você pode cuidar muito bem deles escolhendo bem a sua comida; evitando perda de sono, praticando exercícios regularmente, lidando bem com o estresse, cuidando bem dos seus familiares e amigos, trabalhando por prazer e não por dinheiro, sucesso e poder.

Devido à semelhança genética entre eles, os gêmeos constituem um excelente material para estudo. Estudos com gêmeos são projetados para medir a contribuição genética – em oposição ao ambiente – a fim de avaliar a contribuição genética e/ou ambiental para determinada doença.

Os estudos com gêmeos idênticos mostram que a genética

contribui com cerca de 20% a 30% para a expectativa de vida. Muitos estudiosos entendem que essas porcentagens estão superestimadas e que a contribuição da genética é muito menor.

O estudo de centenários da Nova Inglaterra, iniciado em 1995 na Universidade de Boston, Estados Unidos, realizado também para avaliar a influência dos genes na nossa expectativa de vida, encontrou o otimismo como o principal determinante para uma vida longa e mostrou também que filhos de centenários costumam também ter alta longevidade por imitar os pais nos comportamentos otimistas. Quanto aos genes, os pesquisadores desse estudo descobriram que eles passam a ser importantes após os 90 anos e que não existem alguns poucos genes específicos responsáveis pela longevidade, mas algumas centenas de genes que, em conjunto, podem contribuir para a extrema longevidade.

Normalmente, é dito que as chamadas doenças autoimunes são de causa genética. Mas, um estudo da coorte histórica da população de gêmeos monozigóticos dinamarqueses, realizado por Anders J. Svendsen *et al.*, não mostrou que existe relação entre genética e doença reumatoide, uma das doenças autoimunes mais frequentes.

Telômeros

Você sabe o nome daquela pequena estrutura de material plástico que envolve as extremidades dos cardaços dos nossos tênis? Eu também não sabia. É agulheta. Temos uma estrutura muito semelhante nas extremidades das nossas fitas de DNA, chamada de telômero. Elas mantem o nosso material genético intacto e são vitais para que nossas células gerem células filhas e renovem os nossos órgãos, os mantendo sempre jovens e saudáveis. Hábitos de vida ruins os estragam. Como consequência, nossas células se tornam precocemente envelhecidas, degeneradas e sujeitas a se tornarem cancerígenas. Além do mais, param de se reproduzir, impedindo a renovação e rejuvenescimento dos nossos órgãos.

Como cuidar dos nossos telômeros?

Basta adotar a estratégia de estilo de vida que mostrarei ao longo do texto.

É possível reverter o envelhecimento dos telômeros? Sim.

Existem pesquisas científicas que comprovam que os telômeros podem ser rejuvenescidos com exercício físico e meditação.

O que acontece quando rejuvenescemos nossos telômeros?

Nós também rejuvenescemos, renovamos os nossos órgãos e reduzimos os nossos riscos de desenvolver doenças.

Genes da longevidade

Na sua incansável busca pelos segredos da vida, a ciência bem feita tem encontrado genes que desempenham um papel crucial para atingirmos idades muito avançadas ainda fortes e saudáveis. Esses genes são chamados de genes da longevidade. Pesquisas realizadas em laboratório com moscas de frutas, leveduras, ratos e até macacos mostram que quando esses genes são ativados nesses animais, eles avivem significativamente mais do que os seus pares. Nós também possuímos esses genes. Alguns são bastante conhecidos: SIRT1, SIRT2, SIRT3, SIRT4, SIRT%, SIRT6, SIRT7; FOXO, mTOR, AMPK.

Eles são capazes de de ligar outros genes saudáveis, desligar genes defeituosos, proteger células contra lesões, fazer reparos nos nossos materiais genéticos; eliminar células velhas e doentes por um processo denominado autofagia, reduzir inflamação e melhorar o nosso metabolismo, incluindo redução nos níveis de colesterol e nos riscos de desenvolver diabetes.

Como ativar genes da longevidades?

Há muito tempo, os pesquisadores perceberam que o nosso organismo possui a capacidade de reagir e se adaptar rapidamente a situações de estresse leve e moderado. Nessas situações, nossos organismos entendem que nossas vidas estão em perigo e então ativam os genes da longevidade. É como se caixas de ferramentas novinhas em folha fossem utilizadas para restaurar todo o nosso organismo, tornado-o novamente jovem e saudável.

Quais estressores, comprovadamente, ativam os nossos genes da longevidade?

- Jejum prolongado.

- Restrição calórica: comer o minimo possível, mas sem se tornar desnutrido.

-Exercício físico moderado.

-Banho gelado.

- As frutas e verduras possuem uma infinidade de moléculas ativadoras naturais dos genes da longevidade. Coma 600 gramas de vegetais por dia, de variadas cores.

O que já foi tentado, mas não funcionam para rejuvenescer telômeros e ativar os genes da longevidade?

Suplementos tem sido vendidos com a promessa de alongar telômeros, mas os próprios pesquisadores desaconselham essa prática por considerá-las inúteis e perigosas.

Muitas pesquisas sérias têm sido realizadas com moléculas potencialmente ativadoras de genes da longevidade; até agora, não existe nada de muito concreto, mas penso que, no futuro, teremos algumas boas notícias.

Um momento de reflexão

Uma criança do povo San raramente faz uso de antibióticos e ingere uma infinidade de vegetais. Tem uma flora bacteriana muito mais saudável e diversificada do que a de uma criança ocidental, que, por viver em um país desenvolvido, come carnes contaminadas com antibióticos, e alimentos desconstruídos, constituídos de açúcar, sal e gordura e os já conhecidos poluentes, é muito mais vulnerável a obesidade, alergias, doenças autoimunes e várias outras enfermidades.

A criança acidental moderna cresce mais rapidamente e alcança maturidade sexual mais cedo, não apenas devido aos programas da mídia que estimulam precocemente a sexualidade, mas também em consequência dos diversos desequilíbrios: alterações epigenéticas, alterações da flora intestinal induzidas pela comida processada e pela exposição frequente aos antibióticos que levam a desequilíbrios metabólicos e hormonais. Excesso de calorias e uso de antibióticos, comprovadamente, estimulam o crescimento e a engorda de animais e humanos. Crescimento mais rápido implica envelhecimento precoce. Uma criança que menstrua aos nove anos está envelhecendo precocemente, tanto que ela tende a entrar na menopausa muito mais cedo.

5

Inflamação crônica de baixo grau: a mãe de todas as doenças crônicas

Vimos que o nosso sistema imunológico é o guardião do nosso organismo e possui um descomunal banco de dados que informa a ele sobre tudo aquilo que pode conviver com o nosso organismo e tudo aquilo que deve ser atacado e eliminado por ele. Vimos também que apenas as cinco moléculas da vida podem entrar no nosso corpo ("o nosso Eu") e que quaisquer elementos diferentes delas que venham a entrar na nossa circulação sanguínea serão considerados como invasores e serão atacados.

Sempre que uma parte do nosso organismo é atacada, substâncias químicas chamadas citocinas pró-inflamatórias são produzidas localmente e enviadas para a circulação com a missão de pedir ajuda às outras células do sistema de defesa. Essas citocinas "fuxiquentas", portanto, ativam o processo inflamatório agudo, que na verdade é uma guerra que tem como objetivo exterminar os invasores o mais rápido possível.

Quando a guerra é desencadeada, algumas células de defesa (macrófagos) engolem os invasores e os destroçam em milhares de pedacinhos, enquanto células de defesa produzem outras formas de citocinas que podem ser comparadas a bombas, granadas, metralhadoras e serão lançadas para destruir esses invasores. Nesse processo de guerra, que chamamos de inflamação, infelizmente, muitas células saudáveis dos nossos tecidos e órgãos também são estragadas e mortas, pois é melhor sacrificar algumas células do corpo do que morrer.

Muito do mal-estar que sentimos quando ficamos gripados ou contraímos uma pneumonia, por exemplo, dor, fraqueza, cansaço, se deve aos estragos provocados pelas próprias substâncias (citocinas pró-inflamatórias) produzidas pelo sistema de defesa. Portanto, a inflamação é uma defesa do organismo contra os potenciais agentes lesivos, mas que gera danos ao próprio corpo.

A lógica do sistema de defesa é matar o inimigo e salvar a nossa vida, mesmo que tenha algum custo para o corpo. Portanto, embora a inflamação seja uma defesa vital de um sistema especializado em recuperar o nosso corpo, se não for adequadamente regulado, as células de defesa podem estragar os tecidos saudáveis, mesmo que a guerra inflamatória seja localizada e rápida.

Quanto mais tempo demorar a inflamação, maior será a destruição de células, mais destruídos serão nossos órgãos e mais comprometidos e envelhecidos ficarão os nossos organismos. Quando dura pouco tempo, chamamos a guerra de inflamação aguda. E a inflamação nunca deve ir além dessa fase aguda, pois, quanto menos tempo durar a inflamação, menores serão os danos, quanto menor for o número de invasões, menor será o comprometimento dos órgãos e tecidos dos nossos corpos, quanto menos invasões o nosso corpo sofre, menor será o ritmo de desgaste dos órgãos e menor a chance de desenvolvimento de doenças crônicas.

O problema é que a vida moderna trouxe uma gama de invasores dos nossos organismos que não podem ser destruídos e, por esse motivo, prolongam o processo inflamatório, tornando-o crônico, resultando em hiperativação do nosso sistema de defesa.

Bactérias e vírus são invasores perigosos, mas os nossos organismos se desenvolveram ao longo dos milhões de anos na companhia deles e sabem como combatê-los quando necessário. Eles também são biodegradáveis, portanto, fáceis de serem destruídos pelas bombas químicas produzidas pelas nossas células de defesa. Por esse motivo, quando eles atacam a guerra termina rápido.

Mas o mesmo não acontece quando somos expostos, todos os dias, várias vezes por dia, a bilhões e bilhões de partículas agressoras: cigarro, álcool, corantes artificiais, conservantes, adoçantes estabilizantes de sabores, todos presentes na comida processada. Nesse caso, trata-se de agressores que o nosso organismo não desenvolveu na companhia deles e não possui informações mínimas de como destruí-los.

Ataques maciços, diuturnos de substâncias tóxicas, difíceis de serem eliminadas, que invadem todos os órgãos do corpo (fígado, músculos, cérebro, ossos, vasos sanguíneos e todos os outros) e desencadeiam um processo de guerra generalizada em todo o corpo, estabelece-se assim um quadro de inflamação crônica generalizada de baixo grau.

Por que a inflamação crônica generalizada é tão ruim?

Quando a guerra acontece no corpo inteiro e nunca acaba, muitas células do nosso organismo morrem, já que a invasão nunca termina e o nosso sistema de defesa, cada vez mais estressado, libera doses cada vez maiores de substâncias que têm como missão destruir inimigos, mas termina por destruir também um número cada vez maior de nossas próprias células.

A inflamação crônica disseminada de baixo grau se torna ainda mais destrutiva porque o nosso sistema imunológico também possui a desagradável missão de destruir células que pertencem ao nosso organismo quando elas se tornam irremediavelmente estragadas, pois as células estragadas podem se degenerar e se tornar células cancerígenas. Por esse motivo, quando os nossos organismos são sobrecarregados pelas múltiplas invasões de substâncias tóxicas, os nossos sistemas de defesa passam grande parte do tempo matando nossas próprias células doentes e estragadas. Mas matar essas células estragadas leva a mais problemas: ao matá-las, o nosso sistema de defesa estraga e mata também muitas células vizinhas que estavam saudáveis, perpetuando ainda mais a morte de células. E a situação já caótica piora ainda mais quando os restos de células mortas liberam enzimas que ferem as células vizinhas saudáveis ao redor, criando ainda mais morte de células e inflamação. Instala-se um ciclo vicioso, pois ocorre um fenômeno parecido com o ditado popular que afirma que "Uma maçã podre apodrece as outras". Esse processo de morte de células provocada pela liberação de enzimas de células que são mortas pelo sistema de defesa é chamado de estresse oxidativo.

Pense em um cozimento demorado em fogo lento. A inflamação crônica é exatamente assim: um processo contínuo de morte celular, que destrói progressivamente os nossos órgãos. Por esse motivo, a inflamação crônica generalizada é parte fundamental no desenvolvimento de todas as doenças crônicas, como câncer, derrame, infarto, depressão, Alzheimer, artrose, osteoporose.

As células do sistema de defesa também são renováveis, mas, por mais que o nosso organismo seja dinâmico e resistente, as repetidas invasões terminam por sobrecarregá-lo a ponto de deixá-lo deprimido e, por esse motivo, começa a falhar em matar invasores e células velhas e estragadas. O resultado é que nos tornamos mais vulneráveis a infecções – como aconteceu agora com a epidemia de Covid-19 – e ao desenvolvimento de doenças crônicas.

Há muito se sabe que os tumores malignos contêm muitas células inflamatórias. Hoje, os pesquisadores não têm dúvidas de que a inflamação crônica e as doenças malignas andam juntas. Assim, não é necessário muito esforço mental para entender que a inflamação promove lesão no material genético das células que compõem os nossos órgãos, abrindo caminho para o desenvolvimento de células cancerígenas. A inflamação crônica atinge todas as células do corpo, incluindo vasos sanguíneos.

As repetidas lesões levam à inflamação persistente dos vasos sanguíneos, que resulta na formação de placas inflamadas, que podem se romper no cérebro, resultando em derrame cerebral ou no coração, resultando em infarto. Inflamação crônica no cérebro pode resultar também em placas de proteínas (amiloide e tau) inflamadas e morte de células do cérebro (neurônios) resultando em doença de Alzheimer e doença de Parkinson.

Disbiose intestinal

Pelas diversas razões já citadas, a nossa flora bacteriana é considerada hoje pelos pesquisadores como um órgão vital do nosso corpo. Ela é composta de 1.000 a 1.200 espécies diferentes de bactérias. Assim como uma floresta que é mais saudável à medida que passa a possuir maior número de espécies de animais e plantas, a nossa flora bacteriana se torna mais rica e mais saudável conforme passa a ser constituída de maior número de espécies de bactérias e mais doente enquanto o número de espécies desses microrganismos caem.

Mas o número de colônias dessas bactérias também deve ser equilibrado e algumas espécies devem existir em maior número do que outras. Assim, um menor número de espécies tornará nossa flora intestinal doente. Algumas bactérias devem existir em maior número que outras e não deve haver desequilíbrios nessa composição. Quando houver esse desequilíbrio, haverá perda da harmonia da nossa flora microbiana.

Quando possuímos uma flora intestinal saudável, chamamos essa situação de equilíbrio perfeito de **eubiose**. O seu desequilíbrio é chamado de **disbiose intestinal**. Enquanto o estado de eubiose contribui decisivamente para a nossa boa saúde física e mental, a disbiose é uma condição diretamente ligada às diversas doenças crônicas. Podemos citar a **artrite reumatoide**, que é uma doença **autoimune** (quando o nosso sistema de defesa se torna confuso e enlouquecido e começa a destruir as próprias células e órgãos do corpo), caracterizada pela intensa inflamação crônica generalizada que causa destruição não apenas das articulações (juntas), mas também destrói frequentemente pulmões, rins, vasos sanguíneos. Os cientistas já demonstraram de forma definitiva que a flora bacteriana de portadores de artrite reumatoide possui algumas espécies de bactérias em exagero e pobreza de outras que parecem proteger contra essa doença.

A disbiose promove inflamação crônica disseminada de baixo grau por vários mecanismos:

- Alterações na função genética, uma vez que a nossa genética é fortemente influenciada pela flora bacteriana.
- Desregulação do metabolismo, levando à perda da homeostase (equilíbrio perfeito) do organismo que ocasiona situações como obesidade, colesterol e triglicérides elevados.
- Desregulação do sistema imunológico.

Aumento da permeabilidade intestinal

Em condições normais, as paredes internas dos intestinos são revestidas por uma camada de muco onde moram as bactérias. Essa camada de muco, além de servir como moradia para bactérias, serve também como uma barreira de proteção, propiciando uma distância suficiente para as bactérias orientarem as células que compõem os nossos órgãos sem, no entanto, invadi-las e ajuda ainda a manter a parede intestinal impermeável ao vazamento de conteúdo fecal para dentro da corrente sanguínea. Diversos agressores das paredes intestinais e alguns matadores de bactérias da nossa flora intestinal promovem inflamação das paredes dos intestinos e redução na produção da camada do muco.

O processo inflamatório crônico, associado à perda da camada de muco intestinal, promove uma situação chamada de aumento da permeabilidade da parede do intestino. Quando ocorre essa situação, as paredes intestinais inflamadas e desprovidas de camada de muco deixam passar conteúdo fecal para dentro da circulação sanguínea. Imagine essa situação extremamente tóxica, como se uma rede de esgotos simplesmente estourasse para dentro de uma cidade, invadindo todas as casas. Toda a nossa circulação sanguínea é invadida por substâncias que matam as células que compõem todos os nossos órgãos, incluindo o nosso cérebro.

Além de inflamar diretamente todos os nossos órgãos, esse processo promove o adoecimento e a morte das bactérias intestinais, que são substituídas por bactérias que não deveriam existir dentro dos nossos intestinos. Essas bactérias não sabem fornecer os genes necessários para os nossos organismos, não sabem produzir as 3 mil enzimas necessárias para o funcionamento do nosso corpo e não sabem orientar as células de defesa que compõem o nosso sistema imunológico.

O resultado é previsível: o nosso sistema imunológico se torna estressado e agressivo. Depressão e estresse crônico andam juntos e, assim como pessoas estressadas, não costumam tomar boas decisões, nossos sistemas imunológicos estressados e deprimidos começam a tomar decisões erradas e passam a atacar as nossas próprias células saudáveis. Esse processo é chamado autoimunidade, que é descrito como uma situação em que o sistema imunológico de defesa confunde os nossos próprios órgãos com invasores dos nossos corpos e passam a atacá-los desordenadamente, **desencadeando as doenças autoimunes**: fibromialgia, esclerose múltipla, Doença de Crohn, artrite reumatoide, psoríase, lúpus, colite ulcerativa, asma.

Principais promotores de disbiose intestinal

- Antibióticos.
- Obesidade.
- Estresse emocional e Depressão.
- Sono inadequado.
- Alimentos não naturais.
- Alguns alimentos, por exemplo, trigo e leite.

6

Leite e trigo, dois potenciais causadores de disbiose, aumento da permeabilidade intestinal e inflamação crônica

O trigo, a cevada e o centeio possuem uma proteína denominada glúten. Estima-se que 1% da população mundial seja intolerante a glúten, resultando em uma situação clínica denominada **doença celíaca**. Essa doença se caracteriza pelos sintomas clássicos: inchaço e dor abdominal, náusea, vômito, diarreia, urticária, doença do refluxo, dor no estômago, azia, síndrome do cólon irritável, intestino preso. Mas muitos outros sintomas não relacionados com os intestinos também podem estar presentes, dentre eles erupção cutânea, congestão nasal, irritação da boca e garganta, fadiga crônica, ansiedade, depressão, insônia, dor de cabeça, deficiência de ácido fólico, ferro, gastrite atrófica autoimune, fibromialgia, psoríase, doenças da tireoide e até mesmo asma.

Essa é uma situação clínica bem conhecida, que ocorre devido ao fato de o organismo atacar o próprio corpo após o contato com o glúten. A doença celíaca pode ser diagnosticada por meio de exames de sangue e biópsia do intestino.

Nos últimos anos, porém, os pesquisadores chegaram à conclusão de que existe um grupo de pessoas que é intolerante ao glúten e têm os mesmos sintomas de forma mais branda, porém, sem apresentarem alterações nos exames de sangue que forneçam um diagnóstico para essa situação.

Os sintomas geralmente começam em minutos ou horas após a ingestão de produtos que contenham glúten.

Em média, 50% das pessoas intolerantes ao glúten apresentam os sintomas até seis horas após a ingestão dessa proteína. O nome dessa situação é Sensibilidade ao Glúten não Celíaca. Como não existe maneira de diagnosticá-la com exames de sangue, é necessário que, diante de uma suspeita, a alimentação contendo glúten seja retirada por completo durante várias semanas. Em caso de melhora, o diagnóstico de intolerância ao glúten deverá ser considerado.

Alguns dados estatísticos mostram que essa situação clínica pode ser pelo menos dez vezes mais frequente do que a doença celíaca, que pode ser diagnosticada por meio de exames de sangue.

Caso você tenha algum desses sintomas e suspeite de que possa ser intolerante ao glúten, aplique esse princípio e o retire da dieta por, pelo menos, 14 dias; caso tenha melhora, o diagnóstico de sensibilidade aumentada ao glúten se torna muito provável e, nesse caso, é necessário retirar o trigo da dieta; caso contrário, você deve procurar pela ajuda de um especialista para um diagnóstico de outras possíveis patologias, como síndrome do cólon irritável.

Atualmente não restam dúvidas de que, nas pessoas intolerantes ao glúten, os intestinos se tornam também permeáveis e porosos, resultando na passagem de detritos das fezes para a corrente sanguínea. Alguns especialistas mais radicais afirmam que todas as espécies de trigo atuais são tóxicas para todos os seres humanos, por terem sido submetidas a muitas manipulações genéticas. Para eles, todas as pessoas que ingerem trigo estão expostas em grau maior ou menor a um aumento da permeabilidade intestinal e ao desenvolvimento de doenças autoimunes. Mas as pesquisas não fornecem dados suficientes para validar essa situação.

Em pessoas intolerantes ao glúten, vários outros sintomas, além daqueles de doenças crônicas já relatadas – diarreia crônica, azia, refluxo, alergias, vermelhidão de pele, coceira, rinites –

podem ocorrer. É importante relatar que uma parcela significativa das pessoas desenvolve doenças crônicas relacionadas com a autoimunidade sem apresentar sintomas intestinais.

Caso você tenha alguma dessas queixas ou tenha alguma doença autoimune, sugiro que você faça o desafio dos 45 dias.

Se você tiver dúvidas de que seja intolerante ao glúten (trigo, centeio e cevada), faça o desafio de 45 dias sem sem esses alimentos. Caso melhorem os sintomas de inflamação intestinal, como dor abdominal, fadiga crônica, acúmulo de gases, azia, intestino preso ou solto, é porque você tem intolerância ao trigo. Após 45 dias, retorne esse alimento e observe o seu organismo; caso os sintomas reapareçam, você deve retirá-lo de sua alimentação.

> **Reflexão:** o intestino é o principal órgão do nosso organismo. Ele abriga cerca de 80% do nosso sistema imunológico; abriga nossas bactérias intestinais; reconhece, digere e absorve as moléculas da vida; regula o apetite; ajuda a regular o nosso metabolismo; produz a quase totalidade dos hormônios que regulam o nosso estado de humor. Quando o nosso intestino inflama, nosso organismo inteiro inflama e adoece. Não há atalhos. Para ter boa saúde física e mental, precisamos começar pelos alimentos. Para prevenirmos ou revertermos doenças como diabetes, depressão, doenças autoimunes devemos, em primeiro lugar, cuidar da saúde dos nossos intestinos e da nossa flora intestinal. Em resumo, comece a cuidar da sua saúde ingerindo muitas plantas, pouco alimento de origem animal e nada de produtos processados.

Intolerância ao leite

Todos os alimentos que ingerimos precisam ser digeridos nos intestinos, ou seja, dissolvidos até as suas menores moléculas. Pense em palavras que são decompostas em letras. Digerir é o mesmo que transformar palavras em letras. Pense em todos os alimentos que você ingere, incluindo o leite, como sendo um livro que contenha milhares de palavras.

O leite contém um açúcar denominado lactose, que poderia ser entendida como uma palavra de duas letras, pois ele é composto de uma molécula de glicose e outra de galactose e precisa ser digerido (dividido) em glicose e galactose por uma enzima chamada lactase antes de entrar no corpo pela circulação sanguínea.

Até há 10 mil anos, todas as crianças humanas mamavam em suas mães até os seis anos de idade e, por esse motivo, todos os organismos de todas as crianças em amamentação produzem a lactase. Após os seis anos, os organismos humanos perdiam a capacidade de produzir essa enzima.

Quando os seres humanos passaram a destruir o Jardim do Éden com fogo e passaram a escravizar animais, inclusive para roubar o leite, que as mamães vaquinhas produziam apenas para seus filhotes, apenas crianças abaixo de seis anos de idade podiam ingerir leite de vacas. Mas, desde então, repetidamente, têm surgido espontaneamente genes produtores de lactose em nossos organismos. Os estudos mostram que os genes da lactase surgiram em cinco ocasiões diferentes e foram repassados aos descendentes.

Hoje, uma parcela significativa da população mundial possui o gene da lactase. Aqueles que não são portadores de genes produtores de enzimas digestoras de lactose são intolerantes ao leite e sofrem com a inflamação crônica das paredes intestinais e consequente permeabilidade aumentada do intestino, com as consequências já discutidas.

Existe um exame de sangue chamado de teste de tolerância à lactose, que pode diagnosticar a intolerância à lactose. Quando positivo, não há dúvidas de que o portador dessa condição deveria eliminar totalmente o leite ou usar a enzima lactase, vendida em farmácias. Mas existe um grupo de pessoas cujo teste de lactose dá negativo, porém, é intolerante à lactose. Um recurso para aqueles que não querem renunciar ao leite é a ingestão de cápsulas de lactase todas as vezes que ingerirem esse alimento.

Mas essas cápsulas não resolvem inteiramente a intolerância à lactose e podem mascarar uma situação grave. Além do mais, algumas pessoas são também intolerantes a uma proteína do leite chamada caseína. Nesse caso, não há outro recurso a não ser eliminar o leite definitivamente.

Caso você tenha dúvidas de que seja intolerante ao leite, faça o desafio dos 45 dias sem leite.

Mas não se deixe enganar pelos rótulos dos alimentos. Nas embalagens de muitos produtos lácteos, lê-se: "Não contém lactose". Porém não é verdade. Estes produtos assim rotulados costumam conter menos de 1% de lactose e, no caso de intolerância, mínimas quantidades de lactose já provocam grave inflamação intestinal.

No caso do glúten, os rótulos não podem mentir, pois o simples contato com glúten para algumas pessoas pode resultar em morte. Alimentos rotulados como "Não contém glúten" realmente não contêm.

Muitos outros alimentos podem provocar inflamação intestinal crônica com aumento da permeabilidade intestinal. Caso você desconfie de algum alimento, submeta-o ao desafio dos 45 dias.

Probióticos

Os probióticos são cápsulas contendo bactérias vivas, produzidas pela indústria farmacêutica. A promessa é que essas cápsulas liberam bactérias vivas, constituintes da flora bacteriana normal, para o interior das porções finais dos nossos intestinos. Mas, mais uma vez, quando se trata de seres vivos nada é simples. Cada um de nós possui uma identidade bacteriana própria. O que é bom para mim, pode ser maléfico para você. E tem mais, a viagem da boca até o intestino é como sair da terra e chegar a Marte. O equipamento chega, mas o ser não chega vivo. Pesquisas mostram que probióticos podem induzir a liberação de restos de paredes de bactérias mortas, chamadas de lipopolissacarídeos, para a circulação sanguínea, que desencadeia uma situação chamada de endotoxemia, que resulta em sofrimento das células, inclusive das células do cérebro, e no consequente desencadeamento de inflamação crônica por vários mecanismos. Existem pesquisas mostrando que os probióticos podem ser úteis em casos específicos, mas entendo que não justifica e pode até ser contraproducente usar probióticos "para melhorar a flora intestinal".

Reflexão: cientistas são seres humanos iguais a mim e a você, sujeitos a erros e enganos, movidos por crenças e ideologias. A ciência dominante ainda concebe o universo como sendo um máquina surgida do acaso, sem propósito. A vida como sendo resultado de trombadas ao acaso de átomos, sem qualquer relação com o universo e o planeta Terra. Para a ciência materialista, nós, seres humanos, somos máquinas determinadas por genes que nos tornam egoístas e nos fazem ter um único propósito: destruir os seres vivos mais fracos, para sobrevivermos em um mundo dominado pela competição feroz. Mas a verdade é que somos uma imensa comunidade constituída de trilhões de células e microrganismos (bactérias, fungos, protozoários) que vivem de maneira absolutamente interconectada e interdependente. Um superorganismo que necessita viver em intensa cooperação para gerar o bem-estar geral para todos. O adoecimento de um leva a desequilíbrios e sofrimento de todos. Ao criar o nosso estilo de vida moderno, destruímos nosso ambiente, transformamos nossos intestinos em ambientes estéreis, pobres em diversidades dos seres vivos que nos habitam e são determinantes para a nossa saúde, transformamos nossos 97 mil quilômetros de vasos sanguíneos em rios poluídos. Até parece castigo divino: os mesmos danos que causamos ao nosso planeta, causamos na nossa microecologia.

A doença de Alzheimer é transmissível

A doença de Alzheimer é causada por múltiplos fatores relacionados aos nossos hábitos de vida, apenas 2% dos casos podem ser atribuídos a fatores genéticos. Há fortes evidências de que a flora intestinal doente está diretamente relacionada a essa doença. Baseados nessas evidências, Stefanie Grabruker et al publicaram no Brain Journal Of Neurology, em 2023, os resultados de uma impressionante pesquisa. Os pesquisadores coletaram fezes de um grupo de pessoas com Alzheimer e de outro grupo de pessoas saudáveis da mesma idade. A seguir, transplantaram as fezes de pessoas portadoras de Alzheimer em um grupo de ratos adultos jovens, enquanto outro grupo recebeu transplante de fezes das pessoas saudáveis. Resultado: O grupo de ratos que recebeu transplante de fezes de pessoas saudáveis permaneceu saudável, mas o grupo que recebeu o transplantes de fezes de pessoas doentes desenvolveu a doença, confirmando o papel causal da flora intestinal doente na doença de Alzheimer.

7

Sintomas de inflamação crônica de baixo grau

Uma gripe é uma inflamação aguda de maior intensidade. Cansaço, fraqueza, dor no corpo são alguns dos sintomas gripais. Conforme vimos, muitos desses sintomas são causados pelas citocinas pró-inflamatórias produzidas pelo sistema de defesa que acabam por matar nossas próprias células. A inflamação crônica disseminada de baixo grau produz uma série de sintomas chamados pelos pesquisadores de "sintomas de comportamento de doença", por exemplo, cansaço, fadiga crônica, dificuldade de concentração, dor crônica. Observe que muitos desses sintomas são confundidos com os de depressão. As citocinas pró-inflamatórias, muitas vezes liberadas pelo estresse físico ou psicológico, podem inflamar o cérebro e levar a sintomas de depressão ou piorar o estado de pessoas que estão deprimidas por outros mecanismos.

LINHA DO TEMPO DA INFLAMAÇÃO CRÔNICA

Primeira fase

Nossos órgãos começam a ficar comprometidos pela inflamação, mas não sentimos que estamos doentes.

Segunda fase

Sentimos como se tivéssemos eternamente doentes. São os chamados "sintomas de comportamento de doença":

- Cansaço físico.

- Cansaço mental.
- Tristeza.
- Alterações no sono.
- Fadiga.
- Redução da libido.
- Dificuldade de sair de casa e participar de reuniões sociais.
- Depressão.
- Ansiedade.
- Dificuldade de concentração.
- Cólica abdominal.
- Gases intestinais.
- Intestino solto.
- Intestino preso.
- Dores nas juntas.
- Dores em todo o corpo.
- Diagnóstico de fibromialgia.
- Doenças intestinais que surgem nas primeiras décadas de vida: colite ulcerativa, síndrome do cólon irritável, Doença de Crohn.

Surgem algumas situações clínicas provocadas pela inflamação crônica que perpetuam ainda mais o estado inflamatório, que leva ao envelhecimento precoce e ao desenvolvimento de doenças crônicas:

- Obesidade.

- Resistência à insulina.
- Pressão sanguínea alterada.
- Colesterol elevado.
- Triglicerídeos elevados.
- Gota.

Terceira fase

Em geral, após os 40 anos, mas, muitas vezes antes dessa idade, surgem as doenças crônicas.

Após os 60 anos, a incidência dessas doenças explode e muitas pessoas desenvolvem duas, três ou mais doenças ao mesmo tempo.

A seguir, é apresentada uma lista muito reduzida das doenças crônicas erroneamente atribuídas à idade que, na verdade, são provocadas pelo nosso estilo de vida moderno promotor de inflamação crônica:

- Câncer.
- Derrame cerebral.
- Infarto.
- Artrose.
- Osteoporose.
- Doença de Parkinson.
- Doença de Alzheimer.
- Demências.
- Sarcopenia (fragilidade).
- Artrite reumatoide.

- Esclerose múltipla.
- Esclerodermia.
- Hipotiroidismo.
- Hipertiroidismo.
- Outras doenças autoimunes.

PCR de alta sensibilidade: um exame de sangue capaz de medir o grau inflamação crônica provocada pela hiperativação do sistema de defesa.

É verdade científica incontestável que, quanto maior for a inflamação crônica presente no organismo, maior será o risco de doenças crônicas futuras. E quanto maior o nível de inflamação, maiores serão os níveis de PCR de alta sensibilidade.

Em uma metanálise que reuniu mais de 160 mil pessoas em 54 estudos científicos, os níveis mais altos de PCR foram associados a maior risco de doenças cardíacas. Apesar de ser especialmente útil para prever riscos de infarto e derrame cerebral, a dosagem de PCR de alta sensibilidade reflete o quadro geral de inflamação do organismo e os seus consequentes riscos. Quanto maior é o PCR, maior é a hiperativação do sistema de defesa e maior inflamação crônica. Há, por exemplo, forte correlação entre PCR de alta sensibilidade acima de 10 mg/dl e câncer de ovário em mulheres.

Somos, todos os dias, informados que o colesterol elevado e a pressão alta são os fatores preditores mais poderosos para desenvolvimento de derrame cerebral e infarto. Mas diversas pesquisas mostram que a PCR de alta sensibilidade alterada é um preditor de infarto e derrame cerebral mais poderoso que o colesterol alto e a pressão elevada. Mesmo elevações mínimas de PCR de alta sensibilidade já aumentam os riscos de desenvolvimento dessas doenças.

Em 2004, Paresh Dandona e colaboradores publicaram uma pesquisa no American Journal Of Clinical Nutrition que provou que os nossos organismos sofrem com a inflamação crônica logo após uma alimentação insalubre. Voluntários foram alimentados com presuntos, linguiça, queijos, ovos, pães. Depois de uma hora, duas horas e três horas, os níveis de PCR de alta sensibilidade foram medidos. Já na primeira hora, os níveis de PCR aumentaram significativamente. Este estudo confirma a existência de dieta promotora de inflamação e mostra que excesso de alimentos a base de animais aumentam rapidamente os níveis de inflamação.

Elimine todos os perturbadores do seu sistema imunológico

Jeanne Calment foi a pessoa, cuja vida pôde ser documentada, que mais tempo viveu. Ela faleceu aos 122 anos e 164 dias e foi a única pessoa a ultrapassar os 120 anos. Mas muitas pessoas ultrapassam os 100 anos e atingem mais de 110 anos. Algumas delas possuem o histórico de fumar e beber. Qual é o segredo dessas pessoas? Sabemos o que não contribuiu fortemente para a longevidade delas: não foi genética, assistência médica, medicação, avanço científico, tecnologia, álcool, cigarro... Ninguém sabe ao certo, porém um fator é determinante para uma vida longa e saudável: ter um sistema imunológico saudável.

Prebióticos

Prebióticos são as partes comestíveis de plantas que alimentam nossas bactérias intestinais. podemos chmar esses prebióticos de fibras alimentares. Inulina, frutooligossacarídeos, polissacarídeos não amiláceos encontrados em alimentos como alho, cebola, banana, chicória, tomate, batata, batata doce, mandioca, inhame são alguns desses tipos de fibras capazes de alimentar nossas preciosas bactérias intestinais.

Reflexão: Quem come prebióticos não precisa de probióticos.

8

Inflamação crônica e envelhecimento

Nosso corpo começa a ser formado quando um espermatozoide, que é uma célula proveniente do pai, encontra um óvulo, que é uma célula proveniente da mãe. Desse encontro, surge a fecundação: o espermatozoide penetra no óvulo, permitindo que o material genético do pai se encontre com o material genético da mãe. Dessa fusão, surge uma célula única chamada zigoto. O zigoto se divide e se transforma em duas células; em seguida, em quatro células e assim por diante, até formar um bebê composto de múltiplos bilhões de células.

Crescemos porque brotamos

Uma criança nasce pesando cerca de 3,3 a 3,5 kg e medindo 49 cm a 51 cm. Aos 12 meses de vida, ela normalmente alcança cerca de 10 kg de peso e 75 cm de altura. Um ganho de mais de 300% no peso e 50% na altura. Aos 20 anos, o corpo desse jovem adulto terá atingido cerca de 37 trilhões de células. Até cerca de 25 anos, alguns órgãos ainda se desenvolvem, enquanto outros param de crescer. Entre 25 e 30 anos, começamos a ter mais perda do que ganho; após 30 anos, iniciamos a decadência.

Por que crescemos?

Crescemos porque brotamos milhões de milhões de células a cada instante.

Por que brotamos?

Estímulos hormonais. Nossos organismos produzem hormônios de crescimento que agem induzindo a brotação de milhões de novas células a cada segundo.

Você poderia pensar que envelhecemos porque paramos de produzir a brotação de células, devido à redução dos hormônios do crescimento. Poderia pensar também que as nossas células atingem a maturidade e começam a morrer e, por esse motivo, começamos a atrofiar. Mas o processo é muito mais complicado e maravilhoso do que poderíamos jamais imaginar.

Podemos, de maneira simplista, dizer que, até cerca dos 25 anos, temos dois processos de brotação: brotamos para crescer e brotamos também para repor as células que são assassinadas pelos nossos maus hábitos ou por infecções, ou porque atingiram seus tempos máximos de vida.

É isso mesmo: para manter os nossos corpos sempre jovens e saudáveis, o nosso organismo renova milhões de milhões de células a cada instante, desde o nosso primeiro dia de vida. Mesmo quando somos recém nascidos, perdemos e brotamos alguns milhões de células a cada instante.

As células do nosso organismo já nascem programadas para morrer naturalmente, por um processo natural chamado de apoptose, quando se tornam naturalmente velhas por terem esgotado naturalmente os seus tempos de vida.

Um exemplo: a cada segundo, dois milhões de nossas células sanguíneas atingem seus limites máximos de tempo de vida e morrem naturalmente. Nessa mesma fração de tempo, outras duas milhões células sanguíneas já brotaram do interior dos nossos ossos e já migraram para as nossas correntes sanguíneas.

Esse processo assombroso de renovação celular ocorre em todos os órgãos e sistemas dos nossos corpos a partir de grupos de células chamadas de células germinativas e células-tronco. Algumas espécies de células da nossa pele e células que revestem nossos intestinos são trocadas por novas células a cada intervalo de três dias. Todas as células do sangue são completamente renovadas a cada três meses. A cada 11 anos, nenhum átomo, mesmo quando falamos do cérebro, permanece nos nossos organismos.

Quando a célula, já em fim de vida, recebe um aviso de que chegou o seu momento de morrer naturalmente, ela se afasta do local de onde viveu e cumpriu sua missão e passa por um processo de regressão interna e morre sem causar qualquer dano às células que estão vivendo ao seu redor, dando lugar à célula nova que acabou de chegar.

Todas as células do nosso corpo nascem de outras células. Um exemplo é o das famosas células-tronco. Uma célula-tronco se divide, dando origem a duas novas células. Uma das novas células permanecerá como célula-tronco, enquanto a outra passará por um processo de transformação e se tornará qualquer tipo de célula que o corpo esteja necessitando naquele instante.

Por exemplo: se o fígado estiver precisando de uma célula, a célula que nasceu da célula-tronco se transforma em célula do fígado. Caso seja o osso que esteja precisando de uma nova célula, a célula-filha da célula-tronco se tornará uma célula óssea. Quando chega ao órgão do qual ela fará parte, a nova célula ocupará o lugar da célula que ali viveu e morreu naturalmente. Esse processo permite que os nossos órgãos possam se renovar e se manter sempre jovens e bem funcionantes. Órgãos jovens e bem funcionantes significam juventude e saúde perfeita.

Creio que agora ganhamos um pouco mais de compreensão dos motivos de crescermos. No caso de uma criança ou jovem em crescimento, ocorre muito mais brotação do que morte de células. Em termos científicos, dizemos que o número de células que fazem mitose (nascimento de células) supera o número de células que sofrem apoptose (morte natural de células). O saldo se torna positivo. Por esse motivo, as crianças crescem. O nascimento supera o crescimento até cerca de 26 anos de idade. Alguns órgãos atingem o auge ainda mais cedo; no caso dos ossos, possivelmente, o auge de células ósseas chega aos 20 anos. Algumas pesquisas apontam que no caso dos músculos o auge chega aos 20 anos; para outros, o pico máximo de força muscular chega um pouco mais tarde.

Aqui neste texto usaremos 26 anos como uma média de idade em que o nosso corpo como um todo para de crescer e 30 anos como uma média de idade em que o nosso corpo como um todo começa a envelhecer. Mais ou menos, entre os 26 até cerca de 30 anos, o organismo entra em um estado de equilíbrio. Morte e nascimento de células se igualam, mitose e apoptose se equivalem. Nesse curto período, não há predominância clara de crescimento ou regressão.

Envelhecimento natural

Tudo vai muito bem até os 20 anos, quando nossos organismos promovem a brotação em abundância, não apenas para renovar as células velhas, mas também para crescer todas as partes dos nossos corpos.

O problema é que por volta dos 25 anos de idade o processo de brotação para crescimento se encerra e persiste apenas o processo de renovação. E, então, entramos no ciclo da decadência: entre 30 e 60 anos de idade, perdemos cerca de 230 g de músculos por ano; em pessoas sedentárias, esse número pode chegar a tristes 500 g. Após os 60 anos, perdemos cerca de 3% de massa muscular por ano. Entre 60 e 80 anos, perdemos entre 20% e 40% de nossa força física.

Músculos e ossos são bons modelos para explicarmos como a brotação diminuída de células e a morte constante de células leva ao processo de perda de função progressiva dos órgãos e envelhecimento.

As células ósseas morrem naturalmente a cada oito anos e são renovadas por células novas chamadas osteoblastos. Como já relatamos, por volta dos 20 anos acumulamos o máximo de células ósseas e depois...

Mulheres na pós-menopausa perdem grande parte da produção do hormônio estrógeno, que promove a formação de novas células ósseas e musculares. É exatamente pela falta de brotação de novas células, pela falta de estímulo hormonal, que os ossos se tornam rarefeitos, ou seja, células ósseas morrem e não brota um número suficiente de novas células para ocupar o lugar daquelas que morreram. Nesses casos, o processo de apoptose (morte) supera o de mitose (nascimento).

Como o cálcio só é adicionado à parede da célula óssea que acabou de brotar e como novas células não estão brotando, o organismo não adiciona cálcio ao osso. O resultado é que o osso se torna poroso, fraco, descalcificado, mas não pela carência de cálcio e sim pela não brotação de células ósseas. Mas quando o médico olha a radiografia e vê a rarefação óssea, ele comete o engano de entender que falta cálcio, quando, na verdade, faltam novas células. Portanto, osteoporose não ocorre por falta de cálcio e sim por brotação insuficiente de novas células ósseas.

No caso dos músculos, o processo de enfraquecimento é chamado de sarcopenia. Mas não são apenas músculos e ossos que passam por esse processo de perda de função ao longo do tempo. Nossos cérebros deterioram-se e sofrem processos de atrofias, resultando em perda de memória e diminuição na capacidade de aprendizado, chamamos essas condições de demência, doença de Alzheimer, doença de Parkinson.

O coração se torna mais endurecido, perdendo assim a sua essencial capacidade de relaxamento.

Os vasos sanguíneos se tornam endurecidos, abrindo caminho para a pressão alta e posterior entupimento desses vasos, desencadeando o infarto do coração e o derrame cerebral.

Nossos sistemas imunológicos que são encarregados de nos defender de invasores também se deterioram e perdem a capacidade de neutralizar agentes que podem nos matar.

O nosso material genético não é imune ao processo de decadência. A deterioração do material genético existente no interior das células leva ao surgimento de câncer.

Para complicar ainda mais as nossas pretensões de não envelhecer, nossas células não se renovam eternamente. Na verdade, elas possuem um número limitado de divisão e multiplicação. Para ser mais preciso, elas geram entre 40 e 60 gerações de células-filhas e finalmente param de produzir novas gerações de células para renovar os nossos órgãos e tecidos. Assim, chega um momento em que o organismo simplesmente esgota a sua capacidade de renovação. É de se pensar que, a partir desse momento, o envelhecimento e a morte se tornam irreversíveis.

Se não bastasse, ainda ocorrem problemas na reposição de células. Brotamos a partir de células germinativas e células-tronco, mas, diante da decadência dos nossos órgãos e sistemas, o saldo de células se torna negativo, levando à perda de funcionamento dos órgãos.

O problema maior é que o processo de degeneração atinge também as próprias células-tronco e germinativas, prejudicando ainda mais a reposição de células destinadas à renovação. Já não temos mais a brotação de crescimento e perdemos parte da brotação de renovação.

Envelhecimento inflamatório

Se toda a explicação para o envelhecimento se resumisse ao que foi exposto até aqui, voltaríamos ao raciocínio equivocado de que as doenças crônicas seriam provocadas apenas pelo passar do tempo, pois este provocaria o desgaste natural das gerações de células e tornaria os órgãos mal funcionantes. Assim, o envelhecimento seria um processo implacável e nada poderíamos fazer para retardá-lo ou revertê-lo, a não ser consertar e mudar nossa genética.

Ainda hoje existe a narrativa de que a carga genética que herdamos é fator preponderante para o ritmo do nosso envelhecimento. Mas, conforme vimos ao longo deste texto, esse raciocínio não passa de uma falácia, uma vez que nossos genes podem ser estragados ou conservados de acordo com os nossos hábitos de vida.

Existe uma pequena parcela do envelhecimento que é natural, mas a maior parte é provocada pelos nossos hábitos de vida e a inflamação crônica disseminada de baixo grau possui um papel determinante nesse processo que chamamos de envelhecimento inflamatório. Portanto, o envelhecimento não é uma entidade que surge do nada e não é o agente causador de doenças; ao contrário, é uma consequência.

O tempo é uma avenida onde os eventos promotores de inflamação crônica, envelhecimento inflamatório e doenças crônicas acontecem.

A inflamação crônica leva à perda precoce de células que compõem os nossos órgãos. Assim, o assassinato de células pelo processo inflamatório crônico é a própria morte de porções dos nossos órgãos. Quando um ou mais órgãos deixam de funcionar plenamente, resultando em perda de sua função, surge a doença.

Agora, vamos pensar um pouco. Um fígado ou um rim cujas células morreram – e, por esse motivo, passam a funcionar mal – são órgãos envelhecidos. Veja que, nesse caso, foi a inflamação crônica disseminada de baixo grau que levou ao envelhecimento do órgão ao longo do tempo, mas não foi o tempo que destruiu e envelheceu o órgão.

> Pense nisso: o tempo é uma avenida por onde o envelhecimento acontece de maneira mais lenta ou mais rápida, conforme matamos nossas células. Mas nossos órgãos não funcionam de maneira separada nos nossos corpos. Tudo é absurdamente interligado. Um órgão inflamado e, portanto, mal funcionante, leva ao desequilíbrio dos outros órgãos, levando o organismo inteiro a se tornar desequilibrado.

O desequilíbrio interno gera mais lesões generalizadas de células, que gera mais resposta do sistema de defesa, que gera mais inflamação. Um ciclo vicioso de lesão, inflamação crônica, disfunção de órgãos, envelhecimento precoce e doenças crônicas se estabelece.

Deu para perceber que o que acontece é a lesão provocada pela inflamação crônica disseminada e que as doenças cardíacas, renais, pulmonares, cerebrais, ósseas são meras manifestações desse processo de envelhecimento não natural, provocado pelos nossos maus hábitos de vida. Portanto, doenças como câncer, derrame cerebral, infarto, artrose, osteoporose, Alzheimer, demência, enfraquecimento, Parkinson, esclerose múltipla, artrite reumatoide, gota são doenças secundárias à perda de função associada a lesões causadas pelo nosso estilo de vida moderno (que acontece ao longo do tempo, mas não são causadas pelo tempo).

O processo do envelhecimento e o surgimento de doenças crônicas ocorrem ao mesmo tempo e pelos mesmos "pecados" promotores de lesão e inflamação crônica. A separação entre envelhecimento e as doenças crônicas foi uma escolha didática que a ciência criou, muito recentemente, para facilitar a compreensão dos mecanismos envolvidos no desenvolvimento das lesões que levam ao envelhecimento e surgimento de doenças crônicas.

Essa didática é muito eficiente para aprendermos mais facilmente sobre os órgãos e as manifestações das doenças, mas há um problema grave: passamos a entender, equivocadamente, que os órgãos funcionam de maneira separada e que as doenças são entidades localizadas, restritas aos órgãos acometidos. A verdade é que nosso corpo inteiro sofre com os diversos fatores promotores de lesões.

Assim, podemos concluir que as doenças crônicas não passam de manifestações dos processos de envelhecimento provocados pela inflamação crônica. Por esse motivo, não faz sentido separar o envelhecimento das doenças crônicas.

Obviamente, alguns órgãos são mais vulneráveis a certos agressores que outros e o envelhecimento acelerado desse órgão se manifesta mais precocemente e frequentemente quando é exposto a esse agressor. Exemplos: o fígado e o cérebro são órgãos mais sensíveis ao álcool; assim, cirrose, convulsões e demência são manifestações mais frequentes das agressões do álcool.

Os pulmões e os vasos sanguíneos são mais sensíveis ao cigarro; assim, enfisema pulmonar e câncer de pulmão, infarto e derrame cerebral são as manifestações do envelhecimento mais frequentes em fumantes. Mas o processo de lesão e envelhecimento promovido pelas milhares de substâncias tóxicas provocadas pelo cigarro atingem todas as células do corpo.

A verdade é que a maioria das nossas células não morre de morte natural, quando completam o ciclo natural de suas vidas. Elas são assassinadas pelos nossos comportamentos. Assim, de maneira simplista, podemos dizer que existem dois tipos de envelhecimento: o natural, que é lento e nos permitiria chegar aos 120 anos ou até um pouco mais; e envelhecimento não natural, provocado pelos fatores que matam nossas células precocemente.

Ao longo do tempo, podemos induzir pouco envelhecimento provocado e envelhecer lentamente de forma natural, como ocorre com muitas pessoas que chegam aos 90 anos ou mais, ainda muito saudáveis física e mentalmente. Por outro lado, ao longo de um curto período, podemos assassinar precocemente nossas células e nos tornar velhos e doentes ainda com menos de 60 anos de idade.

Melhor pensar no tempo como uma avenida muito larga e longa. A nossa vida é a trajetória que traçamos ao longo dela. Os eventos acontecem ao longo da avenida chamada tempo. Ao longo dela, nós causamos a esmagadora maioria dos eventos. A propósito, quantas células você assassinou hoje?

9

Obesidade sarcopênica: o principal causador de envelhecimento inflamatório.

Não podemos definir uma idade exata em que começamos a envelhecer. Mas é certo que, após os 30 anos, começam a se acumular atrofias características do envelhecimento. Existe, porém, um órgão que caracteristicamente aumenta de tamanho com o envelhecimento: após os 30 anos, em média, acumulamos cerca de 450 g de gordura corporal por ano. A gordura se acumula predominantemente na nossa barriga, mas invade também nossos principais órgãos, como fígado, pâncreas, cérebro, ossos e músculos.

Citocinas: agentes protetores em pessoas magras que se tornam agressores em pessoas obesas

Quanto mais comida processada ingerimos, mais desregulado se torna o metabolismo dos nossos organismos e mais gordura acumulamos no corpo, principalmente na barriga.

Se a gordura funcionasse como um simples depósito de gordura não haveria problemas. Mas, nas últimas décadas, a ciência descobriu que a gordura em excesso é, na verdade, um órgão capaz de produzir centenas de hormônios chamados citocinas.

As citocinas circulam pelo sangue e agem principalmente sobre o nosso sistema imunológico de defesa. Algumas citocinas ativam a inflamação, ajudando o nosso organismo a se livrar dos mais diversos invasores lesivos às células. Outras citocinas agem como anti-inflamatórios, regulando o sistema imunológico de defesa, impedindo a sua superativação.

Quando a gordura abdominal existe em quantidades adequadas, as citocinas são produzidas em doses adequadas, mantendo o organismo em equilíbrio. Mas, à medida que a gordura vai sendo acumulada, ela se torna hipertrofiada e passa a superar o nosso sistema imunológico de defesa, que começa a produzir doses cada vez mais elevadas dessas citocinas.

Qualquer molécula ou substância em dose tóxica é promotora de lesão, doença, envelhecimento e morte precoce e com as citocinas, produzidas pelo excesso de gordura, não é diferente.

Em doses elevadas, as citocinas passam a se comportar como substâncias assassinas de células de todos os órgãos do corpo, como o pâncreas, o cérebro, os ossos, as articulações, os músculos e o sistema imunológico de defesa.

Citocinas em excesso ativam o processo inflamatório crônico no cérebro, resultando em destruição das regiões do cérebro responsáveis pela memória e raciocínio lógico, que resultam em perda de memória, demência, doença de Alzheimer, doença de Parkinson.

Mas as citocinas em doses tóxicas não se limitam a estragar o cérebro. Vimos que a osteoporose (enfraquecimento dos ossos) acontece quando a renovação das nossas células ósseas, que morrem naturalmente ou são assassinadas, não ocorre na taxa suficiente para compensar a perda.

Agora sabemos que alguns dos maiores promotores de osteoporose são exatamente as citocinas produzidas pelo tecido gorduroso hipertrofiado, que literalmente destroem as células ósseas e inibem a formação de novas células substitutas.

As células das articulações (juntas) e dos próprios músculos são também grandemente destruídas pelo excesso de citocinas. A destruição das articulações resulta em osteoartrite e artrose.

As glândulas produtoras de hormônios também são destruídas pela infiltração gordurosa, contribuindo ainda mais para a redução da produção de hormônios promotores de brotação celular. Não custa repetir que a gordura abdominal é o um poderoso inimigo da testosterona. Um dos principais hormônios de crescimento dos homens.

Fragilidade, perda de memória, demência, coração fraco, osteoporose, artrose, atrofia muscular são mais algumas das lesões sinônimas de envelhecimento em grande parte provocadas pelas citocinas produzidas pelo acúmulo de gordura na barriga. Enquanto os outros órgãos entram em decadência, a gordura depositada na barriga cresce de forma exponencial, levando a um ciclo vicioso de desconstrução do corpo.

Como identificar a obesidade e a obesidade abdominal

Podemos avaliar se estamos obesos ou não de maneira bastante simples e prática.

Basta calcular o nosso Índice de Massa Corporal (IMC). A fórmula é o peso dividido pela altura ao quadrado. Ou seja: IMC = peso/altura^2.

Um exemplo: o senhor X pesa 60 kg e mede 1,60 m. Seu IMC será 60 dividido por 1,60 × 1,60 = 2,56. Ou seja, 60 dividido por 2,56 é igual a 23,4. Agora basta olhar a tabela a seguir.

IMC

Entre 18,5 e 24,9 – Normal

Entre 25 e 29,9 – Sobrepeso

Acima de 30 – Obesidade

Acima de 40 – Obesidade grave

Mas o diagnóstico de certeza é feito com balança de bioimpedância.

Por que a medida de gordura corporal pela bioimpedância é importante?

A balança de bioimpedância mede a nossa percentagem de gordura corporal e a percentagem de músculos.

A medida de IMC é útil, mas não conta toda a história. Existem pessoas que possuem IMC um pouco acima do normal, mas que têm melhor saúde e maior expectativa de vida quando comparados àqueles com IMC normal ou baixo (entre 18,5 e 25).

Fato é que algumas pessoas com IMC alto possuem muitos músculos e pouca gordura; assim, a maior percentagem de peso se deve exatamente à maior massa magra saudável. Por esse motivo, eles são "pesados" e saudáveis.

Por outro lado, existe um grupo de IMC baixo ou normal que possui pouco músculo de maior percentagem de gordura. O grupo portador dessa condição de IMC é classificado como **obeso de peso normal,** que na verdade é portador de **obesidade sarcopênica**.

Como já vimos, essas pessoas têm um ritmo de envelhecimento acelerado e possuem um altíssimo risco de desenvolvimento de doenças crônicas.

Metas

A Associação Americana de Endocrinologia Clínica segue os mesmos parâmetros da OMS, que considera obesas as pessoas que possuem porcentagens de gordura corporal acima de 25% em homens e acima de 35% em mulheres pela bioimpedância.

Uma pesquisa publicada recentemente mostra que os níveis de gordura corporal devem ser ainda menores.

Homens que possuem gordura corporal total acima de

23,1% e mulheres que possuem gordura corporal total de 33,3% estão especialmente obesos.

Homens que possuem gordura corporal total abaixo de 18,65% e mulheres que possuem gordura corporal total menor que 28,9% possuem risco significativamente menor de desenvolver doenças crônicas. Portanto, nossas metas são:

- Mulheres = gordura corporal total abaixo de 28,9%.
- Homens = gordura corporal total abaixo de 18,65%.

Valores entre estes dois percentis apresentam risco intermediário.

A medida da cintura abdominal também é altamente correlacionada com a gordura abdominal e constitui um excelente parâmetro para a medida indireta da gordura abdominal.

O ciclo vicioso da inflamação crônica, que leva a doenças que induzem mais inflamação e mais doenças, são resistência à insulina, esteatose hepática, síndrome metabólica, diabetes.

Curva em U

Vimos repetidas vezes ao longo deste texto que o excesso não nos deixa mais fortes, mas mais intoxicados e doentes. Nada pode existir em excesso e nada pode faltar. Esse é o fenômeno da curva em U.

A saúde perfeita só é possível quando o nosso organismo atinge um perfeito equilíbrio interno: todas as moléculas em equilíbrio; todas as vitaminas e sais minerais em equilíbrio; pressão sanguínea, colesterol, insulina, açúcar, proteína. Nada pode exceder ou faltar. Carência causa má função, excesso causa inflamação. A gordura em excesso, definitivamente, não é uma exceção...

Um dos órgãos mais facilmente destruídos pelo acúmulo de gordura associado à atrofia muscular é o pâncreas, um pequeno órgão que mede de 15 a 20 cm e pesa apenas entre 80 e 100 g. Apesar de discreto, o pâncreas é um órgão que tem a missão de produzir cerca de 400 ml a 500 ml ao dia de suco pancreático e o hormônio insulina. A insulina abre portas das paredes das nossas células, para que elas possam se alimentar.

Como o organismo não consegue controlar a entrada de açúcar, gordura e proteína, quando ingerimos pães, bolos e biscoitos e todas as comidas processadas, o excesso de açúcar presente neles inunda o nosso sangue de açúcar. Parte desse açúcar é transformado em gordura pelo fígado. Essa gordura será distribuída pelo corpo e infiltrará em todos os órgãos, levando à obesidade sarcopênica, que inflama e mata vagarosamente ossos, músculos, cérebro e todos os outros órgãos, incluindo o fígado.

Como os níveis de açúcar elevados são tóxicos, cabe ao pâncreas começar a produzir quantidades excessivas de insulina para tentar manter o açúcar em níveis adequados.

A insulina em doses elevadas no sangue força as células a receberem cada vez mais açúcar, mas as células se recusam a receber doses tóxicas de açúcar. Para evitar a entrada de açúcar em excesso, as células trancam suas portas, mas o pâncreas é obrigado a produzir cada vez mais insulina, para obrigar as células a receberem mais açúcar.

Todo mudo que trabalha em excesso adoece e morre mais cedo; como consequência do excesso de trabalho para produzir excesso de insulina, as células beta do pâncreas começam a adoecer e falhar em suas missões. O pâncreas começa a morrer de exaustão, mas a glicose continua em níveis normais no sangue, porque o excesso de insulina meio que arromba as portas das células do corpo, obrigando as células a receberem o excesso de açúcar, mesmo que esse açúcar as esteja intoxicando.

Mesmo morrendo pela sobrecarga, o pâncreas, já em estado avançado de inflamação crônica, continua a produzir excesso de insulina, só que de péssima qualidade. Quando a doença atinge essa fase, os níveis de açúcar ainda estão normais, mas grande parte do pâncreas já morreu ou está com grave sofrimento inflamatório; nessa situação, nós médicos dizemos que o paciente tem resistência à insulina.

Nesse estágio de resistência à insulina, apesar de não sentirmos nada específico e os níveis de glicose no sangue permanecerem ainda totalmente normais, todas as células do corpo são agredidas. Ainda levará alguns anos para o diagnóstico de diabetes tipo 2 ser feito, mas existe nessa fase uma doença inflamatória generalizada destruidora de órgãos. Um exemplo é o que acontece com o cérebro. A insulina de qualidade ruim inflama o cérebro, células do cérebro morrem, as regiões do cérebro responsáveis pela memória e pelo raciocínio lógico atrofiam.

Resultado: 20 a 25 anos depois que o quadro de resistência à insulina surge, a doença de Alzheimer começa a se manifestar. A ligação entre a resistência à insulina e a doença de Alzheimer é tão forte que a ciência trabalha com a expressão "diabetes tipo 3" para retratar os efeitos devastadores da insulina de má qualidade no cérebro. Ou seja, a doença de Alzheimer e o diabetes tipo 3 são usados como sinônimos.

Em estágios mais avançados de obesidade, o fígado também se torna gorduroso. O fígado produz gordura normalmente, sob orientação da insulina. Mas diante do excesso de açúcar e da resistência à insulina, a produção de gordura pelo fígado se torna excessiva. A partir de determinado ponto, o fígado não tem como exportar a gordura para os outros órgãos e ela passa a se acumular no próprio fígado, criando uma situação extremamente tóxica, chamada de "esteatose hepática".

A gordura acumulada, além de matar o fígado, causando cirrose não alcoólica, produz uma série dos já estudados hormônios citocinas, que agravam a inflamação e pioram a qualidade da insulina.

Esteatose hepática

Quando você faz um ultrassom de abdome e o seu médico diz que você tem esteatose hepática, significa que o acúmulo inflamatório de gordura está matando o seu fígado. Mas aquilo que aparentemente é uma doença localizada no fígado, na verdade, é uma doença generalizada que envelhece precocemente e mata todos os órgãos do corpo.

À medida que mais e mais gordura vai sendo depositada no organismo – notadamente no fígado, alças dos intestinos e no pâncreas – uma condição inflamatória ainda mais grave e generalizada que a esteatose hepática vai se instalando. Essa condição é chamada de "síndrome metabólica".

Síndrome metabólica

A circunferência abdominal reflete a quantidade de gordura acumulada na barriga. Um método simples e eficiente de saber se a síndrome metabólica já se instalou no organismo de uma pessoa é medir a cintura abdominal com a fita métrica. Basta pegar uma fita métrica e medir a circunferência abdominal no nível do umbigo.

Para mulheres, o normal é que a cintura abdominal esteja abaixo de 80 cm; cintura abdominal acima de 88 cm de circunferência para mulheres significa síndrome metabólica. Para homens, a cintura abdominal acima de 94 cm é certeza de síndrome metabólica. Cintura acima de 102 cm significa que a diabetes está presente ou muito próxima.

Em todas as situações em que a medida da cintura abdominal esteja igual ou maior que os valores relatados, não restam dúvidas de que o pâncreas está em estado avançado de sofrimento e morte e produzindo muita insulina defeituosa.

Conheça outros exames alterados na presença da síndrome metabólica:

- Aumento nos níveis de triglicerídeos, acima de 150 mg.
- Glicose acima de 100 mg em jejum.
- Colesterol HDL baixo.
- Colesterol LDL alto.
- Pressão sanguínea alta.

A ocorrência de três ou mais dessas situações caracteriza a síndrome metabólica. Importante ressaltar que os triglicerídeos são gorduras produzidas no fígado a partir do açúcar. Triglicerídeos elevados são sinônimos de fígado gorduroso, inflamado, sobrecarregado pelo excesso de açúcar e pâncreas em sofrimento, produzindo excesso de insulina de péssima qualidade. O HDL é produzido pelo fígado. Seus níveis baixos, costumam ocorrer quando o fígado inflamado e gorduroso falha em produzir a quantidade adequada de HDL. Por esse motivo, os triglicerídeos altos costumam estar associados aos níveis baixos de HDL." Conforme veremos adiante, não existem medicamentos adequados para tratar essa situação exatamente preocupante porque o problema é o estilo de vida, e a única maneira de contornar esse problema é mudando o estilo de vida.

Pegue uma fita métrica e meça a sua cintura agora. Basta colocar a fita métrica no nível do umbigo e medir a circunferência abdominal.

Lembre-se:

- Homem com cintura acima de 94 cm é portador de síndrome metabólica.
- Mulher com cintura abdominal acima de 88 cm é portadora de síndrome metabólica (um estágio avançado da destruição do pâncreas e da obesidade sarcopênica).

Quando o pâncreas entra em um estágio muito avançado de destruição, a ponto de não mais ser capaz de manter a glicose no sangue na faixa normal, chamamos essa situação de "intolerância ao açúcar ou pré-diabetes". Nessa fase da doença, a maioria das células do pâncreas já morreu ou está em disfunção.

Diabetes tipo 2

O diabetes não é glicose alta. A glicose alta é apenas um sinal de que o pâncreas está morrendo.

Níveis de glicose acima de 99 mg em jejum é o marcador absoluto de inflamação. Mas é necessário que pelo menos 80% das células do pâncreas estejam mortas ou em franco sofrimento para que os níveis de glicose ultrapassem esse limite de 99 mg.

Veja que horror: mesmo quando 70% do nosso órgão vital está morto ou em grave sofrimento, ainda assim, olhamos o exame de sangue do nosso paciente e dizemos para ele que ele está excelente, feito um garoto saudável de 16 anos. Que horror!

Por que esperar que o corpo do paciente entre em falência e precise de medicamentos caros e ineficientes para, somente então, o diagnóstico ser selado? Uma doença tão grave e sofrida!

Infelizmente, o objetivo de qualquer ramo da ciência é fornecer lucro aos seus financiadores. O correto seria formular um conceito que considerasse as lesões iniciais dos nossos organismos, mesmo na ausência de sintomas ou de exames alterados, como doença inicial. Seria útil, pois o alerta seria dado muito antes das graves complicações. Ou seja, não deixaríamos os órgãos serem intensamente danificados para, só então, tomarmos providências.

Nós, médicos, deveríamos investir parte do tempo em falar claramente com os pacientes, enquanto os governos deveriam investir maciçamente em campanhas informativas que alertassem para os verdadeiros causadores de doenças crônicas.

A visão dominante atual é que o diabetes é sinônimo de

glicose alta e que os medicamentos que baixam a glicose estão impedindo a doença de progredir, o que é uma inverdade grosseira.

Outra crença equivocada é a de que a diabetes é incurável e vai piorando com o tempo e que é natural que os médicos devem receitar doses cada vez maiores de medicamentos e fazer um coquetel contendo várias classes de medicamentos. Nos estágios mais avançados da doença, quando o pâncreas entra em falência, as injeções de insulina se tornam inevitáveis.

O que muita gente não sabe é que a reposição de insulina não é nada segura. Uma das funções da insulina é depositar gordura nas células. Excesso de insulina significa obesidade! Mais insulina significa mais e mais acúmulo de gordura produtora de substâncias destrutivas de células saudáveis e mais estresse oxidativo, lesões dos órgãos internos e mais envelhecimento prematuro e, ainda pior, pacientes dependentes de injeções de insulina apresentam riscos 90% maiores de desenvolver câncer, quando comparados àqueles que usam apenas o medicamento metformina.

E o pior é que as pessoas expostas a toda essa situação de doença disseminada não têm a mínima noção do que está por vir: pacientes com diabetes – mesmo em fases iniciais – já são considerados portadores de doenças cardíacas, uma vez que os riscos que eles correm, em dez anos, de sofrer um infarto, derrame cerebral ou morrer em decorrência das complicações dessas doenças são tão elevados quanto os riscos daqueles pacientes já acometidos por doenças cardiovasculares graves.

Infelizmente, o diabetes é uma doença com um final muito triste: cegueira, amputação de perna, infarto, derrame cerebral, insuficiência dos rins, com consequente necessidade de hemodiálise etc. E os medicamentos, mesmo sendo usados rigorosamente, pouco mudam essa triste realidade.

Costumo dizer que, quando um médico diz para um

paciente que ele está com diabetes tipo 2 e lhe receita remédios e as famigeradas dietas, esse profissional de saúde, tão importante para as pessoas, está decidindo o destino dessa pessoa e a jogando em uma espécie de "túnel da doença".

Em apenas dez anos após os níveis de açúcar subirem no sangue, uma grande parcela das pessoas acometidas por esse infortúnio terá desenvolvido complicações desastrosas. Mas isso pode ser mudado! Meu conselho é que, caso tenha diabetes tipo 2, tente escapar desse malfadado "túnel".

A ciência precisa de dinheiro para realizar o seu trabalho de pesquisa. Hoje, os principais financiadores da ciência estão no mercado financeiro. Prevenir é melhor que remediar. mas as doenças crônicas são muito lucrativas para muita gente. Prevenir não dá lucro, m,as aquele que previne, não sofre, envelhece com saúde e raramente precisa remedir.

Ok! Entendi, você pensou corretamente: se o pâncreas já atingiu esse estado de doença avançada, nada mais pode ser feito e a doença não pode ser revertida. Mas pode, sim. Pense que você viajou e esqueceu um jarro de planta com pouca luminosidade, água e luz insuficientes. A pobre plantinha apenas lutará para sobreviver, morrerá em partes e não brotará. Mas então, um dia, você chega em sua casa e a poda e lhe oferece água e adubo. O que acontece? Ela começa a brotar. Em poucas semanas você terá uma planta exuberante em casa.

É exatamente isso que acontece não apenas com os nossos pâncreas, mas com todos os nossos órgãos. Quando estamos tomados pela inflamação crônica, os nossos organismos usam suas energias apenas para nos manter vivos, mas, quando nos livramos dos comportamentos promotores de inflamação crônica, nossas células começam a brotar para nos renovar e nos rejuvenescer.

Em agosto de 2020, foi apresentada uma pesquisa no

Congresso Europeu de Cardiologia, que envolveu 445.765 pessoas, realizada pela Universidade de Cambridge, no Reino Unido, que concluiu que o acúmulo de gordura corporal tem muito mais influência no desenvolvimento de diabetes do tipo 2 do que a predisposição genética.

A conclusão mais importante: perder peso pode prevenir e até mesmo reverter diabetes. Pessoas com IMC acima de 34,5 kg/m^2 tiveram 11 vezes mais chances de desenvolver diabetes do que pessoas com IMC normal, independentemente dos fatores genéticos. Esses dados mostram que o acúmulo de gordura corporal (obesidade) é o verdadeiro causador de diabetes e que os fatores genéticos contam muito pouco. E, mais importante, o diabetes pode ser revertido.

Uma pesquisa publicada no *The New England Journal of Medicine* em 2002, realizada por William C. Knowler *et. al.*, que envolveu 3.234 pacientes, mostrou que um programa simples de mudança de estilo de vida, que inclui perda de 7% de perda de peso corporal e 150 minutos de caminhadas por semana, foi capaz de reduzir em 58% os riscos de diabetes.

Outro importante estudo, o DIRECT, mostrou que perdas moderadas de peso ao longo de um ano são capazes de reverter o diabetes, mesmo em paciente com seis anos de diagnóstico da doença.

Os autores do estudo DIRECT recrutaram pessoas portadoras de diabetes, com diagnóstico nos últimos seis anos, com idades entre 20 e 65 anos e com índice de massa corporal de 27 kg/m^2 a 45 kg/m^2, que não estavam recebendo insulina, mas faziam uso de medicamentos para tratamento da doença.

Após separação aleatória por computador em dois grupos, o "Grupo A" foi designado para uma intervenção que compreendeu a retirada de medicamentos antidiabéticos e anti-hipertensivos e um programa de perda de peso sustentada, enquanto o outro grupo, o "Grupo B", foi designado para seguir as melhores diretrizes alimentares recomendadas por especialistas.

Após um ano de acompanhamento, muitas pessoas conquistaram a reversão do diabetes. A resposta foi diretamente relacionada à perda de peso: nenhum paciente que ganhou peso alcançou remissão do diabetes, mas mesmo perdas insignificantes de peso (34% dos pacientes que perderam entre 0 e 5 kg de peso, reverteram o diabetes) resultaram em remissão da doença. Entre aqueles que perderam entre 10 e 15 kg, 57% reverteram o diabetes. Entre os que perderam entre mais de 15 kg de peso, 86% conquistaram a reversão da doença.

Pense no quão libertadora é essa verdade inquestionável: o diabetes pode ser facilmente revertido na maioria dos casos. Basta comer comida de verdade, dormir oito horas por noite, eliminar refeições noturnas e fazer exercícios físicos. "Mas isso é difícil, as pessoas não aderem, não estão dispostas a sacrifícios." Mais uma mentira! As pessoas conseguem, sim. Tenho muitos exemplos de sucesso no meu dia a dia.

Sim, podemos prevenir doenças crônicas. Podemos começar a brotar novas células para regenerar e rejuvenescer nossos órgãos e reverter doenças crônicas.

Diabetes e genética

Algumas pessoas possuem predisposição genética para o diabetes. Mas não se trata de alteração de um único gene, e sim de vários. Esses genes precisam ser ligados para que a doença se desenvolva ao longo do tempo. Pois bem: comidas industrializadas ligam esses genes, comidas naturais desativam esses genes. Lembra do tópico epigenética? Nossos genes, em si, não mudam, mas nós mudamos a expressão dos nossos genes conforme os nossos comportamentos.

Por outro lado, uma alta taxa de pessoas, sem qualquer predisposição genética, que destroem seu microbioma (flora intestinal) com alimentos processados e se tornam sedentárias, obesas, estressadas, insones desenvolvem diabetes.

Reflexões

- O diabetes tipo 2 é a própria morte do pâncreas.
- A glicose alta é apenas um sinal de que o pâncreas está morrendo.
- Os medicamentos somente controlam a glicose, mas não protegem as células pancreáticas da destruição.
- O maior destruidor do pâncreas é a comida processada.
- O sedentarismo permite que o organismo acumule excesso de gordura e por isso também **é um potente destruidor de pâncreas.**

10

Pressão alta, colesterol elevado, triglicérides alto

Desajustes causados pela inflamação crônica que se tornam promotores de inflamação crônica

O estudo INTERSALT envolveu 10.079 homens e mulheres de 32 países e 52 regiões. Publicado na década de 1990, avaliou a relação entre o consumo de sal e a pressão sanguínea dos participantes.

De acordo com esse estudo, os Ianomâmis e os índios do Xingu, ambos do Brasil, além de povos tradicionais da Nova Guiné, ingerem menores quantidades de sal entre todos os habitantes do planeta. Entre os Ianomâmis, os níveis médios de pressão arterial chegam a 96 × 61 mmHg; entre os povos do Xingu, chegam a 100 × 62 mmHg; e entre os povos da Nova Guiné, 108 × 63 mmHg.

Um dado impressionante é que, ao contrário dos povos ocidentais, que apresentam um aumento linear dos níveis pressóricos com o aumento da idade, esses povos não apresentam aumento dos níveis pressóricos mesmo quando atingem 80 ou 90 anos.

Populações rurais da China que se alimentam com uma dieta rica em plantas apresentam níveis pressóricos muito baixos. Quando migram para as áreas urbanas, e inevitavelmente aumentam o consumo de sal, esses povos rapidamente apresentam aumento nos níveis de pressão arterial.

Na região de Akita, no Japão, o consumo de sal per capita é o maior do planeta; durante o estudo, a pressão sanguínea média de uma pessoa de 50 anos era de 15,1 × 9,3 mmHg. A frequência de morte nessa região representa o dobro do encontrado na população japonesa. Em algumas aldeias, 99% das pessoas morriam antes dos 60 anos em consequência das complicações da hipertensão.

As conclusões mais importantes que podemos tirar dessa pesquisa:

Os importantes dados fornecidos pelo estudo INTERSALT não deixam dúvidas de que há uma correlação direta entre consumo de sal, pressão alta, doença cardíaca, infarto e morte. Mas o estudo INTERSALT vai muito além de nos informar sobre os efeitos deletérios do excesso de sal. Ele mostra que os níveis realmente normais de pressão são muito menores do que os 120 × 80 mmHg, convencionalmente aceitos como ótimos.

Não é normal que os níveis de pressão subam ao longo dos anos, como acontece com todos os povos que vivem a chamada vida moderna. Os nossos níveis de pressão se tornam elevados com o tempo porque estragamos nossos vasos sanguíneos, que se tornam cronicamente inflamados.

Mas, de todas as lições do estudo INTERSALT, a mais importante é que os nossos organismos sofrem quando abandonamos os hábitos de vida antigos e passamos a adotar hábitos de vida modernos.

Em 2002, Sara Lewington *et al.* confirmaram que os níveis pressóricos ideais devem ser muito abaixo de 120 × 80 mmHg. Esse grupo de pesquisadores publicou uma pesquisa (metanálise que envolveu um milhão de pessoas e 61 estudos científicos) que mostrou que qualquer nível acima de 110 mmHg de pressão máxima e 75 mmHg de pressão mínima está relacionado com aumento de risco de morte por doenças cardíacas.

Esta metanálise mostrou também que aumentos de 10 mmHg na pressão mínima e 20 mmHg na pressão máxima mais que dobram o risco de derrame cerebral e dobram o risco de infarto em pessoas com idade entre 40 e 69 anos. Os riscos aumentam progressivamente também em pessoas com idades de 80 anos ou mais.

Han *et. al.* também mostraram que uma pressão arterial acima de 120 × 80 mmHg não tratada está fortemente associada a um risco aumentado de mortes por doenças cardíacas e mortes por todas as causas.

Mas então surgem paradoxos.

O estudo REGARDS, realizado em pacientes com níveis de pressão acima de 130 × 80 mmHg, mas abaixo de 140 × 90 mmHg, mostrou que o tratamento com medicamentos não beneficia as pessoas com esses níveis pressóricos e podem até ser prejudiciais.

Outro grande estudo, ACCORD, realizado com pacientes diabéticos com alto risco de desenvolver doenças cardíacas, publicado em 2010 no *The New England Journal of M*edicine, também mostrou que essas pessoas não se beneficiam, e podem até piorar, quando reduzimos os seus níveis pressóricos abaixo de 120 mmHg, quando comparado com níveis abaixo de 140 mmHg.

Pesquisas mostram também que pessoas tratadas com anti-hipertensivos que alcançam níveis pressóricos abaixo de 120 mmHg continuam a ter o triplo de risco de derrame cerebral em relação àquelas que possuem pressão arterial naturalmente abaixo de 120 mmHg, ou seja, sem necessitar de medicamentos.

De uma maneira desconcertante, 68% de toda a mortalidade atribuída à pressão alta ocorre com pressão máxima de 120 mmHg a 140 mmHg e pressão mínima abaixo de 90 mmHg.

Por que a maioria dos pacientes que morrem de doenças atribuídas às consequências de pressão alta têm níveis de pressão quase normais (níveis de pressão máxima entre 120 mmHg e 140 mmHg e pressão mínima abaixo de 90 mmHg)?

Por que o tratamento com medicamentos, apesar de controlar os níveis de pressão, não é capaz de reduzir plenamente os riscos de derrame cerebral e infarto?

A resposta para essas duas questões é a mesma: as paredes internas dos nossos vasos sanguíneos são revestidas por uma camada contínua de células, chamada de endotélio, que produzem diversos hormônios que controlam a circulação do sangue e a pressão sanguínea. Como todas as células do nosso corpo, elas não estão isentas de serem feridas e mortas pelos agressores que invadem os nossos organismos. Em excesso, o sal também funciona como um potente agressor das células que revestem as paredes dos nossos vasos sanguíneos, mas veja que o excesso de sal é apenas um dos diversos agressores.

Com as repetidas lesões, os vasos sanguíneos se tornam inflamados e endurecidos; consequentemente, os níveis da pressão sanguínea começam a subir, gerando uma forte resistência à circulação do sangue. Como o coração é o órgão que impulsiona o sangue pelos vasos sanguíneos, com a pressão elevada, ele será forçado bombear o sangue para os vasos sanguíneos com maior força, aumentando, ainda mais, os níveis de pressão.

A própria pressão alta contribui decisivamente para estabelecer um ciclo vicioso: a pressão elevada dentro dos vasos sanguíneos mata mais células que revestem os vasos sanguíneos, promovendo mais inflamação e mais endurecimento das paredes do vaso sanguíneo, resultando em pressão ainda mais elevada, perpetuando uma situação que terminará forçando ainda mais esses vasos, que por sua vez promove aumento de pressão e mais lesão e mais inflamação e mais pressão alta.

Veja que a pressão sobe porque os vasos sanguíneos se tornam inflamados e endurecidos. A pressão alta não é uma entidade fantasmagórica que acontece do nada!

A pressão alta é uma consequência da doença inflamatória crônica disseminada de baixo grau, provocada por agressores, que levam ao endurecimento dos vasos sanguíneos, aumento de resistência à passagem do sangue e aumento dos níveis de pressão sanguínea.

Vasos sanguíneos inflamados se tornam menos flexíveis e com as paredes mais frágeis. Os riscos de esses vasos sanguíneos romperem no cérebro se tornam muito elevados à medida que o tempo passa. A maioria das pessoas que sofre uma hemorragia cerebral é hipertensa há muitos anos e estava com níveis de pressão controlados. O problema é que os vasos sanguíneos adoecidos e inflamados ao longo de muitos anos, em associação aos níveis de pressão sanguínea elevada, tornam as paredes dos vasos sanguíneos frágeis e sujeitas a rupturas.

Quando o médico mede a pressão sanguínea de uma pessoa e dá o diagnóstico: "Você está com pressão alta", ele poderia dizer também: "Seus vasos sanguíneos inflamados e envelhecidos estão enrijecidos e, em consequência, sua pressão está subindo". Mas o doutor poderia seguir adiante e dizer: "Devo lhe informar que a pressão arterial elevada não é uma entidade em si. Trata-se da fase inicial de um processo inflamatório crônico disseminado em todos os vasos sanguíneos do corpo, que, se não for revertido, progredirá para a formação de placas de inflamação disseminadas por todos os segmentos dos seus vasos sanguíneos. Por serem inflamadas, essas placas são frágeis e podem se romper para dentro dos vasos sanguíneos com certa facilidade e interromper a irrigação do sangue em órgãos vitais como o cérebro e o coração".

O nosso médico ainda poderia prosseguir: "Quando placas ateroscleróticas inflamadas rompem para dentro dos vasos sanguíneos do coração, interrompendo o fluxo sanguíneo e a nutrição para o músculo cardíaco, acontece o **infarto** – que é a principal causa de morte no mundo desenvolvido. Quando esse processo ocorre no cérebro, ocorre o acidente vascular cerebral, popularmente chamado de **derrame cerebral,** que é a segunda causa de morte no mundo desenvolvido".

A conclusão é que os pacientes sofrem complicações e morrem com níveis de pressão sanguínea ainda quase normal e o tratamento medicamentoso nesses pacientes pouco adianta porque existe uma doença inflamatória que causa a ruptura e o entupimento dos vasos sanguíneos. A pressão alta inicialmente é uma consequência do processo inflamatório. À medida que os níveis de pressão se tornam cada vez mais altos, a própria pressão alta força as paredes dos vasos sanguíneos, estabelecendo um ciclo vicioso.

Por esse motivo, jamais elimine os medicamentos para baixar a pressão sanguínea sem a devida orientação médica, pois, como vimos, a própria pressão alta danifica os vasos sanguíneos. Mas seria uma tremenda má prática médica limitar o tratamento da pressão sanguínea elevada somente a medicamentos.

Sabedor de como as coisas realmente acontecem, o nosso honrado e dedicado médico ofereceria o único tratamento capaz de reverter a inflamação crônica generalizada dos vasos, ou seja, eliminar todos os fatores agressores.

Uma enormidade de pesquisas mostra que a pressão alta pode ser facilmente revertida com mudanças de estilo de vida. Eu, graças a Deus, sou um exemplo. Em 2009, meus níveis de pressão subiram. Comecei a tomar remédios, mas agi rápido e fiz algumas mudanças radicais e outras nem tanto. Fui vigoroso no combate ao estresse: larguei todos os trabalhos que estavam atrapalhando o meu sono e o meu estado mental. Passei a me exercitar mais e melhorei a minha alimentação. Em 2012, finalmente larguei os medicamentos.

Dez anos depois, continuo com níveis pressóricos normais. Mas como eu sei que as mudanças devem ser amplas e profundas, progredi fazendo mudanças definitivas em minha vida: primeiro, separei os inimigos e passei a eliminá-los em etapas. Primeiro eliminei: refrigerantes; depois, café; em seguida, tudo que continha leite e trigo, pois sou intolerante a ambos. Algum tempo depois, eliminei comida após as 18 horas e aumentei o tempo de jejum: de segunda-feira à sexta-feira, costumo permanecer em jejum entre as 18 horas e 12 horas do dia seguinte. Por fim, diminui muito as carnes de boi, porco e frango.

Bebida alcoólica? Graças a Deus, eliminei essa coisa ruim da minha vida aos 28 anos, sem jamais ter abusado de álcool.

Drogas? Pelo amor de Deus!

Muito radical? Sim! Talvez, mas eu me amo, amo minha família, amo a vida. Sou mais feliz assim. Conservei alguns dos meus pequenos prazeres. Encontre o seu jeito de fazer o que deve ser feito. Somente você será capaz de decidir sobre o que é melhor para você e cada um de nós tem um jeito próprio de encontrar o seu próprio caminho de fazer as coisas acontecerem.

Já que estou fazendo essa digressão, sugiro que você pense no quão importante é mudar a mentalidade. Explico: ao eliminar alguns processados inegavelmente gostosos e criar grandes intervalos sem refeições, fatalmente seremos acossados pela fome. E nós fomos educados pela sociedade de consumo a entender a fome como sofrimento. Como o nosso cérebro foi criado para nos aproximar de tudo aquilo que é bom e prazeroso e nos afastar de tudo aquilo que é ruim e sacrificante, a nossa tendência natural é nos afastar da fome e nos aproximar das comidas saborosas. Por esse motivo, começamos a mil por hora e desistimos na primeira ladeira.

A única solução é a mudança de mentalidade. Sabemos agora de todas as maravilhas que o jejum promove em nossos organismos. Sabemos que a fome ocorre quando o nosso organismo está reduzindo os indesejáveis depósitos de gordura que nos adoecem e envelhecem. EUREKA! Que tal pensar na fome como uma aliada, como um sinal de que finalmente estamos matando células doentes, eliminando depósitos indesejáveis de gordura, revertendo doenças crônicas, rejuvenescendo? A fome agora deixou de ser um sofrimento para se tornar um sinal de triunfo. E o melhor: depois de um tempo, a fome passa; no lugar dela, surge uma leve sensação de euforia, seguida de um perceptível contentamento interior. Aquele tipo de sensação que ocorre quando estamos fazendo a coisa certa.

Três mensagens a serem guardadas

1. A pressão alta não é uma entidade fantasmagórica que surge das profundezas do nada. Vasos sanguíneos envelhecidos e inflamados dificultam a passagem de sangue pelos seus lúmens e a pressão sanguínea sobe como consequência.

2. Quase 70% dos pacientes que morrem de doenças atribuídas às consequências de pressão alta têm níveis de pressão quase normais (máxima entre 120 mmHg e 140 mmHg e pressão mínima abaixo de 90 mmHg).

3. O tratamento com medicamentos ajuda, mas, para reduzir riscos de morte de verdade, devemos eliminar os causadores da inflamação crônica.

Como reduzir a ingestão de sal

Um importante estudo publicado em 1991, na revista *The American Journal of Clinical Nutrition*, mostrou que 77% do sal ingerido pela população norte-americana vinha dos alimentos enlatados, engarrafados e embrulhados, ou seja, alimentos processados.

Enquanto isso, o sal que adicionamos aos alimentos naturais quando os cozinhamos contribuem com meros 11,6% do total do sal ingerido. Retire o saleiro da mesa, pois esse estudo mostrou que uma parcela importante do sal é adicionada quando usamos esses pequenos utensílios.

Por que não sentimos o sabor do sal existente nos alimentos processados?

A indústria alimentícia adiciona doses cavalares de conservantes aos produtos processados, para mantê-los por muito tempo nas prateleiras dos supermercados. Mas os conservantes possuem sabor amargo e o sal é o elemento perfeito para neutralizar o sabor desagradável dos conservantes. Para tornar o crime perfeito, os conservantes neutralizam o sabor do sal. Assim, você se torna um enganado feliz por não sentir os sabores do sal nem dos conservantes.

Uma pesquisa científica chamada *DASH*, realizada em 1997, comparou os níveis de pressão de um grupo de pessoas que adotaram uma dieta mediterrânea com outro grupo que manteve as suas dietas convencionais. Os níveis pressóricos das pessoas que adotaram a dieta mediterrânea reduziram-se significativamente em relação ao grupo que manteve a dieta ocidental insalubre. O motivo é simples: a dieta mediterrânea é composta basicamente de alimentos naturais anti-inflamatórios. Além da alimentação, eliminar álcool, perder peso, exercitar-se, dormir oito horas por noite, tomar sol, obedecer ao ciclo circadiano são os verdadeiros tratamentos para a pressão alta.

Você deve estar se perguntando: mas não é o colesterol que provoca o infarto e o derrame cerebral ao entupir os vasos sanguíneos que irrigam o coração e o cérebro?

Mais uma vez, é a inflamação que causa doenças. O organismo produz muito colesterol para proteger o corpo das lesões inflamatórias.

Um estudo epidemiológico, altamente questionável do ponto de vista metodológico, chamado *O Estudo dos Sete Países*, mostrou uma correlação entre a ingestão de dieta rica em colesterol, níveis elevados de colesterol e doenças cardíacas. O colesterol passou a ser considerado o causador das placas inflamatórias que se acumulam nos vasos sanguíneos e provocam derrame e infarto.

O primeiro erro dessa pesquisa, apontado pelos especialistas em avaliar a qualidade de estudos científicos, é que pesquisas epidemiológicas não podem apontar causas de doenças e, sim, correlações com doenças. Mas, ainda assim, o colesterol passou a ser demonizado como a causa fundamental do infarto e do derrame cerebral.

E, segundo essa lógica, existe um colesterol ruim chamado LDL, que entope os vasos sanguíneos do coração e do cérebro e, do outro lado, para combater o malvado LDL, existe o super-herói HDL, o colesterol bom que limpa a sujeira provocada pelo LDL.

De fato, quando são feitas autópsias de pessoas que morreram de derrame cerebral e infarto, são invariavelmente encontrados vasos sanguíneos entupidos por placas inflamatórias que contêm células de defesa contendo colesterol oxidado (morto) nos seus interiores. Mas sabemos que o simples fato de alguém aparecer na cena do crime não faz dele o culpado.

A verdade é que as moléculas de colesterol – que circulam pelo sangue para executar suas funções e, não, para entupir vasos sanguíneos – são atacadas e mortas pelos agentes lesivos, como corantes, conservantes, radicais livres, cigarro e todos os já citados.

O colesterol oxidado (morto) deixa de ser uma molécula viva e nada que esteja morto pode permanecer dentro dos nossos organismos. Para eliminar esse colesterol morto, as células de defesa entram em ação e "comem" – lembra do Pac-Man? – as moléculas mortas de colesterol.

O problema é que muitas dessas células de defesa acabam morrendo depois de comerem o colesterol morto e terminam grudando nas paredes dos vasos sanguíneos, que ficam feridos e recrutam o sistema imunológico de defesa, dando início ao processo inflamatório que termina por se cronificar por se tornar repetitivo. O resultado é a formação de placas inflamadas dentro dos vasos sanguíneos. Condições como a pressão elevada do sangue dentro dos vasos torna mais graves as lesões das paredes internas desses vasos, criando um círculo vicioso.

Nada deve existir no nosso organismo em níveis muito

baixos, porque o organismo não trabalha bem com carência; e nada deve existir em níveis elevados, pois níveis elevados de qualquer molécula (açúcar, insulina, colesterol, oxigênio, água) provocam lesões no organismo. Com o colesterol não é diferente: níveis muito elevados ou muito baixos de HDL e LDL não são desejáveis.

O colesterol possui tantas missões vitais no nosso organismo, que todas as células do nosso corpo são capazes de produzi-lo. Pesquisas recentes indicam que o colesterol possui também a missão de defender o corpo contra agentes agressores. Assim, quando o corpo é agredido por substâncias em excesso ou substâncias estranhas, as células do organismo passam a produzir muito mais colesterol para proteger o corpo contra esses invasores, atendendo a uma necessidade do sistema imunológico de defesa.

Veja que o colesterol não é o causador das formações de placas inflamadas dentro dos vasos sanguíneos e, sim, substâncias em excesso no organismo, como a insulina, o açúcar, os hormônios do estresse e as partículas tóxicas existentes no álcool, cigarros, comidas processadas. O excesso de colesterol seguramente será tóxico e contribuirá para as lesões dos vasos sanguíneos, mas de pouco adianta baixá-lo apenas com remédios.

Alguns grupos de pessoas, que apresentam alto risco de desenvolvimento de infarto e derrame cerebral, se beneficiam do tratamento medicamentoso com as estatinas, que são medicamentos redutores de colesterol, que comprovadamente possuem efeitos anti-inflamatórios.

Portanto, nesses casos, os medicamentos estão indicados como tratamento coadjuvante, mas estão muito longe de ser a solução. Cerca de 50% dos pacientes que apresentam infarto e derrame cerebral possuem níveis normais de colesterol. Devemos eliminar todos os invasores dos nossos organismos para reduzir as lesões e o processo inflamatório associado às lesões presentes nas paredes dos vasos sanguíneos.

Vamos citar o excesso de peso como exemplo. Excesso de peso invariavelmente significa insulina alta e produção de substâncias inflamatórias pelo excesso de gordura acumulada. As lesões provocadas por essas substâncias desencadeiam inflamação crônica em todo o organismo.

É a inflamação crônica induzida pelas lesões causadas pela obesidade que provoca o aumento do colesterol e, não, o acúmulo de colesterol no organismo advindo da dieta. Mais uma vez, precisamos eliminar os agressores e não apenas tomar os remédios que baixam o colesterol.

No caso do indivíduo com excesso de peso, os únicos tratamentos são a adoção de uma alimentação à base de comida de verdade e aumento da atividade física, que são as únicas estratégias capazes de tratar a obesidade.

Quando reduzimos a obesidade, reduzimos a hiperatividade do sistema de defesa e a inflamação crônica. Quando a inflamação crônica diminui, o organismo reduz a produção própria de colesterol.

Algumas pesquisas recentes consolidaram a inflamação crônica generalizada de baixo grau como a verdadeira causadora de derrame cerebral e infarto.

Em agosto de 2017, uma importante pesquisa científica, batizada como *CANTOS,* realizada em pessoas com doenças cardíacas e altos níveis de PCR de alta sensibilidade (ou seja, altos níveis de inflamação), mostrou que uma substância chamada de canakinumab, que possui efeito anti-inflamatório no organismo humano e não altera os níveis de colesterol, reduziu significativamente os riscos de doenças cardiovasculares no grupo que usou o canakinumab. Três outras pesquisas científicas (COLCOT, LODOCO, LODOCO 2) confirmaram a inflamação crônica generalizada de baixo grau como causadora de derrame cerebral e infarto. Essas pesquisas têm uma grande importância, porque elas provaram definitivamente que a inflamação crônica se encontra no cerne das doenças cardíacas.

Os medicamentos anti-inflamatórios usados nessas pesquisas reduziram significativamente os riscos de morte por doenças cardiovasculares. O problema é que esses medicamentos não se mostraram totalmente seguros para uso contínuo por aumentarem os riscos de mortes por infecções. É importante observar que os remédios capazes de combater a inflamação causadora das doenças agem enfraquecendo o sistema de defesa do corpo. Mas essa estratégia não parece lógica, pois enfraquecer o organismo resultará fatalmente no surgimento de outras doenças. Segurar o organismo para os inimigos baterem livremente não vale. O que vale é eliminar os agressores e nenhum medicamento jamais fará esse trabalho.

Conclusão: os medicamentos ajudam, mas possuem efeitos limitados.

Mas continua sendo ruim ter o colesterol HDL baixo. Ou não?

É verdade que existe uma correlação entre o colesterol HDL baixo e doenças cardíacas.

Nenhuma surpresa que a indústria farmacêutica tenha tentado criar um medicamento capaz de aumentar o "bonzinho" HDL. E o fizeram. E não apenas um, mas vários novos medicamentos capazes de aumentar os níveis de HDL.

Os estudos clínicos ACCELERATE, ILUMINATE, REVEAL avaliaram a eficácia e a segurança desses medicamentos. Resultado: aumento de morte com o uso de alguns desses medicamentos. Nenhum benefício geral. E mais: apesar de esses medicamentos terem aumentado o bonzinho HDL e reduzido significativamente os níveis do vilão LDL, esse efeito não se traduziu em redução de riscos de doenças cardíacas, sugerindo mais uma vez que não se trata do colesterol LDL em si, mas da inflamação.

Uma pesquisa recente publicada no *Journal of the American College of Cardiology*, chamado de CANHEART, que envolveu 631.762 pessoas, ajuda a esclarecer algumas questões a respeito do HDL. Esse estudo demonstrou que o nível baixo de HDL estava associado a uma série de fatores que afetam a saúde, como baixa renda, sedentarismo, estilo de vida pouco saudável em geral.

Os autores concluíram que a associação entre HDL baixo e doenças cardíacas poderia se dever a esses outros fatores e, não, ao HDL em si. E, se não bastasse, esse estudo mostrou que o HDL baixo é correlacionado com aumento de risco de morte por câncer e outras doenças e não apenas por doenças cardíacas.

Portanto, HDL baixo é um marcador de maus hábitos de vida e um poderoso alerta de que estamos nos comportando muito mal. Mas não é ele em si que está causando doenças cardíacas, câncer e outras doenças. HDL abaixo de 30 mg foi especialmente ligado ao maior risco de morte cardíaca e não cardíaca. É importante ressaltar que quando falamos que existe uma correlação entre um determinado fator – HDL – e uma doença, não estamos afirmando que o dito fator está causando a doença e, sim, que ele está associado à doença, podendo ser causa ou não.

Outros estudos confirmam que níveis de HDL muito alto não são bons.

Um estudo coorte prospectivo, publicado em 2022 na Am J Cardiol, realizado no Reino Unido por Chang Liu e colaboradores, que envolveu 415 416 pessoas ao longo de nove anos, avaliou os efeitos dos níveis de HDL acima de 80mg no organismo. O resultado foi que níveis de HDL acima de 80mg foi associado a risco aumentado de morte por doenças cardíacas e também a morte por todas as causas.

Em novembro de 2023, foi publicado no The lancet Regional Health-Western Pacif um grande estudo observacional, que envolveu 18.668 participantes.

Este estudo também mostrou que pessoas que tinham níveis de HDL colesterol acima de 80mg apresentavam risco 27% maior de demência. Os resultados foram ainda mais preocupantes em pessoas acima de 75 anos, que apresentaram um risco aumentado de 42%.

Mas os indivíduos que apresentavam HDL colesterol acima de 90 mg também tinham maior risco de mortalidade. Níveis de HDL em torno de 50 mg até 70 mg devem ser os mais seguros.

A conclusão é: os hábitos de vida ruins inflamam o corpo. HDL baixo significa corpo inflamado. Corpo inflamado significa risco de morte aumentado por todas as causas. E mais uma vez, tudo em excesso é ruim.

No caso do LDL também temos uma curva em U. Os níveis ideais do colesterol LDL parecem variar entre 100 mg e 130 mg. Níveis acima de 130 mg parecem ser cada vez mais tóxicos e níveis abaixo de 70 mg aumentam os riscos de infecções e hemorragias cerebrais, por enfraquecimento das paredes dos vasos sanguíneos.

Por que as estatinas reduzem os riscos de doenças cardíacas em pacientes específicos de alto risco e os outros medicamentos redutores de colesterol não mostraram os mesmos resultados? Porque as estatinas, além de baixarem os níveis de colesterol, possuem efeitos anti-inflamatórios.

Algumas considerações

1. Pessoas com HDL baixo apresentam riscos aumentados de morte por câncer, infarto e morte por todas as causas.
2. HDL baixo não é causa de doenças e, sim, uma consequência de hábitos de vida desregrados, que são os verdadeiros causadores de doenças.
3. Trocar hábitos de vida ruins por um novo modo de vida saudável não apenas aumenta o HDL como também reduz os riscos de morte por todas as causas.

Resumo de tudo o que você precisa saber sobre triglicerídeos:

- Qualquer energia a mais que o nosso corpo absorve dos alimentos será convertida em triglicerídeos e armazenada nas células encarregadas de depositar gorduras.
- Causas do aumento dos níveis de triglicerídeos: diabetes, baixos níveis de hormônios tireoidianos (hipotireoidismo), doenças no fígado ou rins, ou condições genéticas raras.
- Alguns medicamentos também podem aumentar os níveis de triglicérides: betabloqueadores, pílulas anticoncepcionais, diuréticos ou esteroides.

A mais importante das causas do aumento dos níveis de triglicerídeos

Os triglicerídeos se tornam elevados sempre que você comer regularmente alimentos processados fornecedores de excesso de calorias. O açúcar excedente que ingerimos é convertido pelo organismo em gordura e armazenado na forma de triglicerídeos. Assim, a gordura depositada nas nossas células é chamada de triglicerídeos.

> **Pense nisso:** os níveis de triglicérides sobem quando comemos pães, bolos, biscoitos, refrigerantes e começam a baixar assim que os requisitamos para que eles se transformem na glicose encarregada de fornecer energia para as nossas células.

O que o aumento dos níveis de triglicerídeos nos diz sobre os nossos organismos

As evidências de que os triglicerídeos elevados podem contribuir para entupir os nossos vasos sanguíneos são fracas.

Na realidade, o problema é a inflamação crônica provocada pelo acúmulo de gordura corporal e, não, os triglicerídeos em si.

Em verdade, exceto em algumas raras síndromes genéticas, os triglicerídeos elevados são apenas o resultado dos nossos péssimos hábitos de vida e são, portanto, um aviso de que o organismo está sobrecarregado e se encontra em sofrimento, cronicamente inflamado. Essa condição se manifesta como esteatose hepática, obesidade e síndrome metabólica.

Medidas simples e práticas para baixar os níveis de triglicérides e reduzir a inflamação crônica e suas consequências:

- Reduzir o excesso de gordura corporal, aumentando o movimento do corpo e adotando a alimentação correta.
- Preferencialmente, elimine uma droga muito danosa para a saúde e extremamente romantizada: a bebida alcoólica.
- Medicamentos quase nunca são justificáveis, exceto nas raras síndromes genéticas.

Três mensagens para você guardar:

1. Triglicérides alto, assim como o HDL baixo, reflete o estilo de vida ruim.
2. Medicamentos para baixar triglicérides são quase sempre inúteis.
3. Exercício físico para aumentar músculos e reduzir gordura acumulada associado à alimentação natural são os únicos tratamentos eficazes para baixar os níveis de triglicerídeos.

11

Os 9 pecados capitais causadores de inflamação e doenças crônicas

Acredito que, ao longo deste texto, aprendemos um pouco sobre a nossa verdadeira natureza.

Somos parte de um projeto, a vida, que vem sendo moldada pela natureza há bilhões de anos. Nós, e todos os outros seres vivos, somos constituídos dos cinco elementos da vida: água, gordura, açúcar, proteínas, sais minerais. As concentrações desses elementos da vida são diferentes em cada espécie, mas o material será sempre o mesmo, seja vida animal, vegetal ou bacteriana.

Cada um desses elementos apenas cumpre as suas missões fundamentais. Nenhuma delas é mais importante ou menos importante. Elas devem existir em quantidades suficientes para compor os organismos vivos. Considerar proteínas como fortalecedoras do corpo, açúcares como perigosos, gorduras como causadoras de entupimento de veias e vitaminas e sais minerais como fortalecedores é uma mera invenção da indústria da dieta, ávida por lucros. Nossos organismos não possuem depósitos para armazenar os elementos da vida e, por esse motivo, qualquer quantidade a mais de qualquer molécula não nos deixará mais fortes e sim será tóxica para as nossas células.

Não somos uma máquina, mas um superorganismo composto de trilhões de células e de trilhões de bactérias, vírus, fungos, arqueas, protozoários. Nossa genética é parte celular e parte bacteriana e sofre forte influência do ambiente. Nossos organismos foram moldados ao longo de milhões de anos para viver na floresta, conviver com as plantas e os animais, ter íntimo contato com bactérias e outros microrganismos que estão presentes em todas as formas de vida. Somos geneticamente iguais aos povos que viveram há 20 mil ou mesmo 150 mil anos. Nossos organismos mudaram muito pouco, mesmo quando nos comparamos com os nossos antepassados que viveram há 2,5 milhões de anos. Somos animais muito semelhantes aos outros. Assim como eles, os nossos organismos são regidos pelas leis naturais, que regem o universo, o ambiente terrestre e a vida. Essas leis são eternas e imutáveis e não podemos desobedecê-las.

Para termos saúde precisamos, por exemplo, nos alimentarmos de comida da floresta e apenas durante o dia; dormirmos ao anoitecer, no escuro, durante 7 a 9 horas por noite; tomarmos sol durante o dia, caminharmos de 7 a 15 quilômetros ao dia em busca de alimentos; ter estresse apenas para subirmos em árvores e fugirmos de leões; viver em um mundo cooperativo, livre de egoísmo, cobiça, orgulho, competição, pressão por resultado.

Sair do ambiente natural em que fomos moldados para viver e criar o mundo artificial em que passamos a viver – que está em total desacordo com a nossa verdadeira natureza – gerou profundos desequilíbrios e desadaptações, que tem resultado em sofrimento físico, mental e espiritual e, finalmente, nos conduzido ao desenvolvimento de envelhecimento precoce e das doenças crônicas anteriormente listadas.

Para vivermos com saúde plena, mudando radicalmente nossos hábitos de vida, teríamos que mudar as leis naturais, mas elas são eternas e imutáveis, portanto, não podem ser mudadas.

Até aqui destaquei a comida processada como um poderoso causador de inflamação crônica, por múltiplos mecanismos. Mas é evidente que existem muitos outros agentes causadores de inflamação e doenças crônicas.

Estudei o tema abordado neste livro incansavelmente

nos últimos 15 anos; revirei a literatura mundial para encontrar nove maus hábitos bem estabelecidos na literatura científica, ligados aos nossos hábitos de vida modernos, que são os principais causadores de doenças crônicas.

Vou chamar esses maus hábitos de "pecados capitais". Pois os pecados são sinônimos de vícios, maus comportamentos, hábitos ruins. Ou seja, o inverso das virtudes.

Os nove pecados geram doenças não por castigo e sim porque geram desequilíbrios internos e desadaptações, que finalmente leva a lesões repetidas, inflamações crônicas, envelhecimento precoce e doenças.

Poderíamos criar a metáfora de que envelhecemos precocemente e adoecemos porque pecamos ao nos afastarmos das nossas virtudes.

Nove pecados capitais

1. Ingestão de alimentos processados.
2. Falta de movimento (sedentarismo).
3. Sono inadequado.
4. Desobediência ao ritmo circadiano.
5. Falta de exposição adequada ao sol.
6. Estresse crônico.
7. Solidão.
8. Ausência de religiosidade e/ou espiritualidade.
9. Exposição de drogas: maconha, cocaína, álcool, cigarro.

Por questões didáticas, vamos estudá-los separadamente, mas sabemos que eles estão absolutamente interconectados.

12

Pecado 1

Falta de espiritualidade: o pecado que leva aos outros pecados

Durante muito tempo, os pensadores, que filosofavam sentados em seus sofás, teorizaram que o homem primitivo era atrasado, doente, violento e que o plantio de alimentos libertou o homem da brutalidade. Um dos grandes expoentes dessa maneira de pensar foi o filósofo político Thomas Hobbes.

No clássico livro "O Leviatã", ele resumiu assim o estilo de vida do homem caçador coletor primitivo:

> Tudo, portanto, que advém de um tempo de Guerra, onde cada homem é inimigo de outro homem. Nenhum conhecimento sobre a face da terra; nenhuma estimativa de tempo; nada de artes; nada de letras; nenhuma sociedade; e o que é pior de tudo, medo contínuo e perigo de morte violenta. E a vida do homem, solitária, pobre, sórdida, brutal e curta.

Para Hobbes, o estado natural do homem primitivo é a guerra e o barbarismo. Mas a verdade é que, apesar de existir conflitos em qualquer época e lugar, os estudos modernos mostram que eles, em geral, viviam de maneira pacífica e cooperativa.

O antropólogo canadense Richard B. Lee viveu com o povo San na década de 1960. O que mais o impressionou foi o espírito igualitário e de cooperação existente entre eles. Ele relata uma série de regras para evitar que um caçador se sobressaia e se perceba como superior aos outros: os caçadores trocam suas flechas constantemente para evitar que alguém se sinta dono dos bens que pertencem ao grupo. Um caçador que começa a se destacar deve parar de caçar por um tempo e deixar que outros o sustentem para evitar egocentrismos. Eles acreditam que o caçador ideal deve ser modesto e discreto. Eles têm horror à autopromoção. Os bandos de caçadores coletores mudam de acampamento após algumas semanas. A necessidade de carregar pertences os limita para o acúmulo de bens materiais, os quais pertencem ao grupo, qualquer pessoa que traga comida para a tribo deve compartilhá-la. Assim, quando um caçador não consegue abater uma caça os outros o suprem de comida e o livram da fome. Essa estratégia aumenta a capacidade de sobrevivência do grupo. Reivindicar um pedaço de terra e os recursos associados a ela não é permitido. Melhor compartilhar coletivamente do que cada um ter o seu. O caçador coletor considera que o acúmulo de alimento e o poder são perigosos. Para eles, não existem símbolos de riqueza.

Somente após o advento da agricultura é que surgiram as primeiras indicações de riqueza ou posse privada.

O antropólogo canadense concluiu que "Os povos San são um povo arrebatadoramente igualitário e tem pouca tolerância com a arrogância, a avareza e a insociabilidade entre os seus membros".

O povo San não planta alimentos. E o real motivo de eles não plantarem alimentos é que acreditam que existe um Deus maior que criou tudo o que existe; que esse Deus criou a Terra e que a Terra é a mãe de todos os seres vivos; que os filhos da Terra – animais, plantas, seres humanos, e todas as formas de vida – são irmãos. Eles acreditam também que rios, florestas e animais são sagrados, não por serem seres sobrenaturais e sim por permitirem a sobrevivência dos seres humanos ao se tornarem nossas fontes de alimentos. Eles conhecem todos os segredos das plantas e sabem que plantar alimentos exige queimar florestas, arar terra, destruir plantas, rios e animais. Eles consideram esse comportamento como pecaminoso, pois, ao destruir a natureza, estamos destruindo o sagrado. E eles também não veem motivos para plantar, uma vez que a terra dá a eles todos os alimentos que eles precisam.

> **Conclusão:** O povo San toma suas decisões baseadas nos seus valores espirituais. Eles conservam o mesmo código de moral – fortemente baseado em valores espirituais - há 30 mil anos. Mas dados arqueológicos, e outros dados científicos, mostram que a espiritualidade humana é um dom que nos acompanha desde os nossos primórdios.

Uma microscópica história da espiritualidade humana

Em 1940, quatro rapazes descobriram no sudoeste da França um complexo de cavernas denominadas Lascaux. Esse complexo não teria nada de especial se suas paredes não fossem decoradas com uma série impressionante de gravuras de touros, cavalos, cervos, cabras selvagens que impressionou os maiores críticos de arte da época pela sua inacreditável qualidade. Os artistas usaram técnicas – que ninguém jamais pensou existirem antes do Renascimento – para construir gravuras de animais que chegam a medir cinco metros.

Especialistas em arte denominaram Lascaux como a Capela Sistina da antiguidade.

As mais modernas técnicas de datação por carbono confirmaram que estas pinturas foram realizadas por pessoas que viveram há mais de 17 a 18 mil anos! Várias descobertas posteriores revelaram que no continente europeu existem verdadeiros museus espalhados por diversas cavernas, com destaque para estas três: França (caverna Lascaux – pinturas datadas de 17 mil anos), Espanha (caverna de Altamira – pinturas datadas de 14 mil anos), França (caverna de Chauvet, a primeira a ser descoberta há cerca de 150 anos. Pinturas datadas de 27 a 32 mil anos).

A princípio, foi entendido que se tratava de um fenômeno apenas europeu. Mas, em uma caverna quase inacessível de uma ilha remota chamada Sulawesi, localizada na Ásia, foi descoberta há alguns anos uma série de pinturas rupestres que poderiam fazer parte do acervo de qualquer grande museu do planeta. Ali estão representados animais e mãos humanas. Especialistas que as avaliaram entendem que os artistas se utilizaram propositadamente das imperfeições das paredes da caverna para conferir um efeito bidimensional à pintura. Uma equipe da *Nature* fez a datação por radiocarbono destas pinturas e encontrou o relógio do tempo parado marcando incríveis 39.900 anos.

Por que povos antigos fizeram essas pinturas? Por que tanto trabalho para realizar pinturas capazes de durar 400 séculos?

Por que gastar energia vital para a sobrevivência com atividades supérfluas?

Por que correr risco de morte para usar cavernas remotas, escuras e quase inacessíveis? Seguramente, não se trata de piquenique de homens atrasados.

Apesar de alguma controvérsia, os especialistas do assunto não têm dúvida de que aquelas pinturas eram realizadas com auxílio de tochas para abrandar a escuridão das cavernas e auxiliar no transe de xamãs.

A verdade é que essas pinturas e as pinturas rupestres encontradas em todo o planeta são santuários destinados à prática de rituais religiosos. As cavernas foram as primeiras catedrais da história. Pense nas estalactites presentes no interior das cavernas e pense agora nos candelabros... Artistas espirituais se reuniam em rituais de transe para pedir aos deuses por abundância, fertilidade e proteção contra doenças.

Um dado fundamental para entendermos as práticas espirituais e religiosas é que os pedidos eram feitos sempre em nome do grupo e, não, de pessoas individualmente.

As cavernas parecem ter sido os primeiros templos religiosos da História. Mas os arqueólogos têm encontrado uma série de artefatos, como pequenas estátuas de pedras e ossos que datam de mais de 70 mil anos, que são também símbolos religiosos.

São esses achados de manifestações religiosas que fazem os especialistas pensarem que as manifestações espirituais humanas surgiram em tempos muitíssimos remotos.

Para executar as pinturas, os artistas utilizaram, em todo o mundo, de conhecimentos avançados de química para misturar carvão, argilas de várias cores, minerais triturados, sangue, excrementos, gordura animal, ceras, resinas vegetais, além de clara e gema de ovos. Fica fácil concluir que, no interior daquelas cavernas, nos deparamos com o nascimento da cultura, da religião, da arte e da ciência. Religião, filosofia, arte, ciência não são entidades separadas, mas dons exclusivos da mente humana.

Nossos cérebros complexos – que dificultam a nossa sobrevivência mais do que nos ajudam a nos mantermos vivos, por serem muito gastadores de energia – foram preparados para fazermos perguntas existenciais que nos levaram ao desenvolvimento da espiritualidade, religião, arte, filosofia e ciência. Esses dons foram surgindo naturalmente nas nossas mentes e não podem ser separados ou colocados em ordem de nascimento ou de importância. Moldar lâminas de pedra é ciência e arte. Encontrar materiais e criar misturas para confeccionar pinturas sagradas, que duram mais de 40 mil anos, é ciência, arte, religião, espiritualidade.

Para alguns estudiosos da mente humana, a espiritualidade surgiu somente após a nossa mente atingir a complexidade atual.

Em resumo, é preciso a integração de vários tipos de inteligências (inteligências múltiplas) para o surgimento da espiritualidade. Para eles, foi por isso que os dons espirituais surgiram em nós há apenas cerca de 60 ou 70 mil anos, mesmo que todos os nossos circuitos cerebrais já estivessem prontos há mais de 200 mil anos. É como se a máquina do computador (hardware) estivesse pronta há uns 200 mil anos, mas o programa espiritualidade (software) só ficasse pronto há 60 ou 70 mil anos. Portanto, somente a presença de circuitos cerebrais complexos não basta. Mas é perfeitamente possível que tenhamos nascido com o dom da espiritualidade e que compartilhamos com o nosso Criador desde sempre. Encontrar peças arqueológicas de 70 mil anos já é um milagre. Dificilmente, uma obra de arte duraria 100 mil ou mais anos sem as devidas medidas de conservação.

Veja o que escreveu, em seu livro de divulgação científica "A História do Corpo Humano", o biólogo evolutivo, médico e professor de Harvard Daniel E. Lieberman:

> *Um fascinante correlato dessas faculdades poderia ser a espiritualidade. Neurocirurgiões descobriram que a estimulação do lobo temporal durante cirurgias em pacientes alertas pode provocar emoções intensamente espirituais mesmo em pessoas que se dizem ateias.*

Sem o sentimento de conexão com o sagrado não há espiritualidade. A espiritualidade é, portanto, algo que ultrapassa o racional. Ela começa no racional, mas ultrapassa suas fronteiras até chegar às regiões amorosas do nosso cérebro, onde habitam o amor, a fé, a compaixão, a empatia, a solidariedade, a esperança e muito mais. A espiritualidade se torna evidente quando a transcendência está claramente presente – junto com a gratidão e a reverência ao sagrado.

Temos nos nossos cérebros uma região chamada de cérebro límbico, que comprovadamente é a morada da espiritualidade.

Essa área trabalha em parceria com as porções do nosso cérebro que são responsáveis pela nossa inteligência expandida.

Exames de última geração de imagem do cérebro comprovaram que os sentimentos positivos como a Fé, o amor, a esperança, a compaixão, o perdão, a alegria, a gratidão ativam as áreas da inteligência e da espiritualidade dos nossos cérebros e que a ativação repetida faz com que essas áreas se tornem mais desenvolvidas, enquanto as áreas do cérebro ligadas aos sentimentos negativos ameaçadores que levam ao estresse, como preocupação, raiva, rancor, mágoa, ressentimento, dúvida, necessidade de controle, egoísmo, competitividade, hostilidade, são atrofiadas.

A espiritualidade é um dom universal humano, pois não há registro de animais praticantes de cultos religiosos e não há registro de um único bando ou tribo humana que não exteriorize alguma forma de espiritualidade. A falta de espiritualidade é uma espécie de ausência, uma falta de manifestação de um dom, de uma essência humana.

Uma confissão sincera: as decisões acertadas que eu tomei na vida foram aquelas alicerçadas em meus valores espirituais. Quando eu me afastei deles, errei miseravelmente.

Penso que um mundo composto apenas de valores materiais é pobre e vazio. O mundo tem que ser maior do que sucesso, dinheiro, poder, prazeres hedônicos. Nem mesmo os ateus mais radicais contestam essa afirmação: se Deus não existe, vida não tem significado ou propósito. A espiritualidade é o melhor e talvez único remédio capaz de preencher o nosso vazio existencial.

Não existem diferentes modalidades de espiritualidade. Existe apenas espiritualidade. Porém, ela pode se manifestar ou ser expressa por meio de muitas formas diferentes de religiosidade. Cada rito religioso varia conforme a cultura desenvolvida pelo grupo populacional específico.

Devemos separar as crenças plantadas em nossas mentes do dom da fé concedida por Deus.

Os misticismos são degenerações, nada mais que isso. Pedir a Deus por sucesso e riqueza nada tem a ver com fé. Como vimos nos parágrafos anteriores, os povos antigos sempre pediram a Deus por saúde e alimento necessário para a sobrevivência e sempre para o grupo.

Para os povos que conservam o estilo de vida antigo, uma alma imaterial é a essência de tudo. Eles não concebem um mundo dualista em que existe matéria e espírito e, sim, um todo inseparável que possui respiração, espírito, vida. A alma existe em humanos, animais, plantas, rochas, montanhas, rios e em todos os elementos do mundo natural, como as chuvas e os trovões. A antropologia denomina essa manifestação religiosa de "animismo".

Com o desenvolvimento da física de Newton e da filosofia de René Descartes e com a teoria da Evolução, o animismo foi abandonado. Até muito recentemente os evolucionistas entendiam que as pessoas que vivem esse estilo de vida possuíam uma mente infantil e subdesenvolvida. Os evolucionistas consideram que o velho é arcaico e deve ser substituído pelo novo mais evoluído, logo o animismo foi abandonado. Partindo desses preceitos, o ser humano foi dividido entre matéria e energia e o universo inteiro passou a ser tratado como uma máquina composta apenas de energia e matéria. Conceitos da existência de um todo integrado, maior que as partes, foi relegado a mentes infantis.

Foi nos séculos XIX e XX – que foram profundamente afetados pelos avanços científicos e por filósofos ateístas como Marx, Freud e Nietzsche – que a ciência se afastou da espiritualidade/religião. Nesse período, ateus influentes confundiram e levaram muitas pessoas a confundirem espiritualidade com esoterismo, astrologia, misticismos e práticas afins.

Por outro lado, com o sucesso da ciência, os médicos passaram a acreditar que cirurgias, implantes de próteses e medicamentos de última geração seriam capazes de resolver todos os nossos problemas e até nos conduzir para o reino da alegria permanente.

O materialismo e o neodarwinismo (os darwinistas acreditam que somos máquinas movidas por genes egoístas e que existem apenas a matéria e a energia e nada mais, e que somos frutos de átomos que trombam ao acaso) se tornaram algumas das bases da medicina moderna.

Segundo os materialistas, o universo e o planeta Terra surgiram por mero acaso e a vida também surgiu por outro mero acaso. Os dois foram, portanto, eventos separados e não possuem nenhuma correlação entre si. Para eles, a vida não possui nenhum significado e não passamos de uma máquina governada pela nossa genética e que a nossa genética nos torna seres egoístas que devem lutar para superar as outras pessoas, pois os recursos são escassos e que apenas aqueles mais fortes e mais preparados sobrevivem e se reproduzem, enquanto os mais fracos morrem mais cedo e não se reproduzem. Portanto, para esses pensadores, a vida é uma competição sem propósito. Infelizmente, essa teoria nada construtiva se tornou um dogma ensinado nas melhores universidades do planeta e criou gerações de pessoas egoístas, movidas pelo sucesso, luxo, prazer hedônico, fama e poder.

O professor de Harvard George Vaillant, em seu inspirador livro *Fé*, usa o termo niilismo para definir a descrença no sentido da vida: "Os niilistas não amam ninguém e não são amados por ninguém, não se importam com a verdade, não apreciam a beleza, perderam a esperança e desconhecem a alegria. E pior, não veem sentido na vida". O mais precioso efeito da fé para a nossa saúde é nos conceder resiliência. A palavra resiliência foi adaptada e é usada para aquelas pessoas que conseguem sobreviver aos grandes obstáculos, crescem com as experiências negativas, não importando as consequências. Resiliência é dizer um SIM à vida, apesar de tudo.

Não posso fazer afirmação sem provas, mas pode haver uma correlação entre o ensino dessas ideologias nas universidades com o fato de um levantamento realizado em 2004 pelo Harvard Crimson ter revelado que 80% dos estudantes da mais prestigiosa universidade do planeta – a Universidade de Harvard – sofrem de depressão pelo menos uma vez durante o ano letivo. E mais, 50% deles terão um episódio de depressão debilitante a ponto de impedir o exercício de suas atividades. Você gostaria de ter seu filho matriculado em um lugar assim? Sinceramente, eu não! Se as universidades fossem times de futebol, eu seria um fanático torcedor de Harvard, mas eu não quero ver meus filhos infelizes.

Felizmente, a ciência, apesar das nossas imperfeições – que tornam não apenas a nossa ciência, mas tudo o que fazemos imperfeito –, tem o compromisso com a verdade e sempre haverá cientistas dispostos a mostrá-la. Hoje, os biólogos evolucionistas modernos, que praticam ciência de verdade, são unânimes em afirmar que o sucesso da jornada do homem pela Terra se deveu fundamentalmente à nossa imensa capacidade de cooperar com os nossos semelhantes.

Por mais que historiadores e filósofos movidos por ideologias ateístas neguem o inegável, o darwinismo e o materialismo científico moldaram a pior face do ser humano: o primo de Darwin, Francis Galton, cunhou o termo "eugenia", que é o melhoramento da raça. Mais uma vez a ciência legitimou castrações em massa nos Estados Unidos e inspirou Hitler a decretar, em 1933, a castração de judeus e outros ineptos. Até o grande herói de guerra do século XX, Winston Churchill, entendia como legítimo que os ingleses, raça superior, dominassem e exterminassem os africanos, raças inferiores. O restante dessa história nós conhecemos: darwinismo social, guerras mundiais, nazismo, comunismo, fascismo, consumismo, gente vazia e infeliz, mais de 100 milhões de seres humanos assassinados ao longo do século XX, apenas pelas ideologias comunistas.

Se, no nível global, o materialismo criou guerras, fome e mortes, no nível individual, levou à busca desenfreada pelo infame trio dinheiro, fama e poder, que invariavelmente leva a estresse crônico, solidão, depressão, vazio existencial, falta de sentido diante da vida, doenças crônicas e morte sofrida.

Precisamos também separar a religiosidade sadia do fundamentalismo religioso.

Uma das alegações que os materialistas usam para criticar a espiritualidade é que a guerras religiosas levaram e ainda levam a muito sofrimento e morte. Não há como negar que isso acontece. Mas o fundamentalismo religioso é exatamente o oposto da espiritualidade. A crença fundamentalista é uma interpretação literal das escrituras e práticas ritualísticas. Ou seja, meu grupo religioso é o único que detém o conhecimento. Eu tenho razão. As coisas são do meu jeito. Deus é especificamente do meu jeito. Todas as outras maneiras de pensar a respeito d'Ele estão erradas. O fundamentalismo religioso individual ou coletivo limita a criação de uma cultura da paz e gera conflitos, guerras, miséria. A crença fundamentalista nos afasta de Deus. Enquanto a fé e a religiosidade sadia são humildes, cuidam do outro e se importam com o outro, a crença fundamentalista é um sentimento orgulhoso e egoísta voltado para o eu, portanto, é uma negação da fé verdadeira.

Enquanto o orgulho é reconhecido como uma forma de egoísmo que coloca os próprios desejos e caprichos antes do bem-estar dos outros, para o filósofo Aristóteles a nossa missão primordial como ser humano é atingir um estado de caráter chamado de "Magnanimidade", que significa "com grande alma", uma condição de generosidade e nobreza de caráter que confere ao portador desta condição um prazer maior em conferir benefícios do que receber. Um conceito, para mim, muito semelhante à definição de fé da estudiosa das religiões Karen Armstrong. Algumas das frases dela estão contidas, entre aspas, no parágrafo a seguir:

"O entusiasmo religioso é muito recente, só surgiu no século 17, no Ocidente. (...) A palavra 'crença' originalmente significava amar, cuidar, querer: um 'credo'. 'Eu acredito' não significava 'Eu aceito certos credos como fé', significava: 'Eu me comprometo'. 'Eu me envolvo'. De fato, algumas das tradições religiosas pensam muito pouco sobre a parte ortodoxa. Então se religião não é sobre acreditar em coisas. O que encontrei é que religião é sobre comportar-se de modo diferente. Em vez de decidir se você acredita ou não em Deus, primeiro você faz algo. Você se comporta de maneira comprometida. E aí então você começa a entender as verdades da religião. E as doutrinas religiosas são supostamente chamados para a ação; você só pode compreendê-las quando praticá-las. Agora, o mais importante nesta prática é a compaixão. E é um fato surpreendente que em cada uma das principais religiões, a compaixão, a capacidade de se sentir como o outro, não é apenas o teste de qualquer religiosidade verdadeira; é também o que nos traz na presença do sagrado que judeus, cristãos e muçulmanos chamam 'Deus' ou 'Divino'. É compaixão, diz o Buda, que leva ao Nirvana. Por quê? Porque na compaixão, quando sentimos como o outro, destronamos a nós mesmos do centro do mundo e colocamos outra pessoa lá. E quando nos livramos do ego, estamos prontos para ver o Divino".

A palavra fé só faz sentido quando associada a termos como amor, empatia, compaixão, humildade, renúncia, senso de comunidade. Fé é o inverso de violência, egoísmo, manipulação de mentes, controle das massas.

Compreendo apenas alguns conceitos básicos e rudimentares da Física Quântica e sei que essa disciplina é frequente e erroneamente usada por algumas pessoas para justificar esoterismos. Não vou cair nesse precipício, mas fato é que muitos dos mais prestigiosos físicos quânticos atuais fazem uma concepção do universo muito semelhante à da cultura animista. A medicina quântica é um campo em rápido desenvolvimento e considerada por muitos como a medicina a ser praticada no futuro.

A partir da década de 1960, alguns médicos perceberam que a ciência não bastava e que a espiritualidade e as práticas religiosas eram fundamentais para a saúde física e mental dos seus pacientes. Hoje, cerca de 90% das universidades americanas de medicina possuem o estudo da espiritualidade em sua grade curricular; na Inglaterra, esse número chega a 70%; no Brasil cerca de 40%.

Desde então, milhares de pesquisas científicas de grande poder estatístico, reproduzidas exaustivamente, têm produzido exatamente os mesmos resultados: pessoas que têm fé e praticam regularmente alguma forma de espiritualidade têm uma expectativa de vida significativamente maior e com maior tempo de vida livre de doenças.

Pessoas que cultivam a espiritualidade se envolvem muito menos com vícios, se alimentam e dormem melhor; enfim, cultivam com muito mais frequência os bons hábitos de vida.

As mais importantes revistas científicas, responsáveis por publicarem as atualizações da ciência médica nas últimas décadas – *Journal of the American Medical Association* (JAMA), The Lancet, American Journal of *Cardiology* –, têm publicado uma infinidade de pesquisas médicas, submetidas aos mais rigorosos padrões científicos, que demonstraram de forma categórica que o comprometimento religioso melhora a saúde e aumenta a longevidade.

Aqui, poderíamos ser levados a acreditar que as pessoas espiritualizadas adoecem menos e vivem mais porque cultivam melhores hábitos de vida. E é verdade. Mas apenas em parte, pois as pesquisas científicas que mostraram que as pessoas espiritualizadas vivem mais e melhor indicaram que a espiritualidade independentemente de outros bons hábitos de vida é a responsável por esse fenômeno. Ou seja, ela é um fator que por si só melhora a nossa saúde.

13

Pecado 2

Solidão

Nossos circuitos cerebrais não negam: somos seres sociais por natureza.

Provavelmente, foi em 1976, não sei ao certo. Lembro-me com certeza de que o dia estava impiedosamente quente e que estávamos todos angustiados pela falta de chuvas, que já durava quase um ano.

Depois de ter terminado as tarefas da escola, já no fim da tarde, fui para a porta da rua para relaxar um pouco e para ver uma menininha engraçadinha que passava ali todos os dias, voltando da escola. Mas naquela tarde ela não passou e meu encontro marcante aconteceu com outra pessoa.

Quando o sol já havia se posto e começava a escurecer, passou um senhor idoso, talvez 65 anos, que me pediu algo para comer. Mas eu não tive como ajudá-lo. Aquela era a casa dos meus tios queridos, eu morava com eles, pois, na zona rural, onde os meus pais moravam, não tinha escola de segundo grau. E por mais que meus tios fossem maravilhosos – e eram! – eu não tinha coragem de pedir aquele tipo de ajuda a eles. Constrangido, expliquei ao senhor a minha situação. Ele entendeu e, então, sem qualquer propósito definido, lhe fiz uma pergunta e daí o assunto rendeu. Já era noite quando ele me disse que precisava seguir adiante. Eu me desculpei mais uma vez: "O senhor me perdoe por não ter lhe dado nada".

Foi então que aquele dia cansativo e insignificante se tornou inesquecível: "Você me deu muito. Você não imagina o quanto você me deu! Tinha tanto tempo que uma pessoa não conversava comigo".

Aquela resposta mexeu profundamente com os sentimentos daquele menino de 12 anos de idade e uma lição foi aprendida: as pessoas precisam de comida, mas elas também se alimentam de respeito, carinho e atenção.

O maior problema daquele senhor não era fome, mas a solidão. E solidão mata!

O isolamento social é definido como ter pouco contato com outras pessoas, como familiares, amigos, membros da comunidade religiosa.

A solidão acontece quando nos sentimos sozinhos ou temos menos conexões com outras pessoas do que desejamos. Algumas pessoas podem ter pouco contato com amigos e familiares e não se sentirem sozinhas, enquanto outras podem ter muito contato e se sentirem dessa forma.

A depressão pode levar ao isolamento social e o isolamento social pode levar à depressão.

O *Grant Study* é o mais longo estudo científico já realizado sobre o tema, e tem sido conduzido por vários pesquisadores da universidade de Harvard desde 1938, quando os primeiros pesquisadores recrutaram 724 adolescentes do sexo masculino. Parte desse grupo era composto de estudantes de Harvard e o outro grupo era de meninos de famílias problemáticas e desfavorecidas de Boston. Durante os últimos mais de 80 anos, ano após ano, os pesquisadores perguntaram aos pesquisados sobre seus trabalhos, suas vidas domésticas e sua saúde com o objetivo de tentar identificar quais escolhas comportamentais poderiam contribuir para um envelhecimento saudável ao longo das décadas seguintes. Esses adolescentes se tornaram adultos e entraram em todas as esferas da vida: trabalhadores de fábricas, advogados, pedreiros, médicos, alcoólatras. Alguns saíram de baixo e alcançaram o topo, outros fizeram o caminho inverso.

Ao longo do tempo, o *Grant Study* tem confirmado que manter um peso adequado, alimentar-se bem e fazer exercícios físicos regulares são fatores importantes para vivermos mais e lidarmos melhor com o envelhecimento. Níveis de glicose, colesterol e pressão são importantes, porém não determinantes para predizer como vamos envelhecer. Mas os resultados do *Grant Study* são muito mais interessantes e complexos. Esse fabuloso estudo mostrou que pessoas mais ligadas à família, aos amigos e à comunidade são mais felizes. São também fisicamente mais saudáveis e vivem mais tempo do que as pessoas menos bem relacionadas.

Segundo o professor George Vaillant, pesquisador do estudo, "há dois pilares para a felicidade, um é o amor. O outro é encontrar uma maneira de lidar com a vida que não afaste o amor". "Felicidade é amor. Ponto final." Um casamento feliz e amigos são as pedras angulares para uma vida longa e prazerosa.

De nada adianta carreiras profissionais prestigiosas e sucesso financeiro. Foram aqueles que amaram e foram amados que verdadeiramente deram certo na vida.

Coisas ruins acontecem com você, comigo, com todos nós. Saber lidar com os desafios da vida é o que conta. Enfrentar os problemas da vida de forma madura é o que importa.

Pessoas mais satisfeitas com os seus relacionamentos aos 50 anos de idade são mais saudáveis aos 80 anos. Mas a notícia extraordinária é que as pessoas que tiveram um ou mais relacionamentos ruins, mesmo depois dos 50 anos, puderam encontrar o amor e se tornar octogenários felizes.

Cooperação, laços sociais fortes, espírito de grupo são os verdadeiros fatores para uma vida longa, saudável, feliz. Pessoas mais ligadas à família, à comunidade, aos amigos são fisicamente mais saudáveis e vivem mais.

Família, comunidade religiosa, vizinhos... Amigos são uma fonte constante de alegria e apoio, notadamente quando estamos estressados.

Relacionamentos saudáveis são preditores de saúde e felicidade muito mais poderosos do que classe social, níveis de escolaridade e inteligência.

Viver em meio a conflitos é ruim para a nossa saúde: relacionamentos ruins estão relacionados com o declínio da memória.

Pessoas isoladas socialmente são menos felizes, a saúde diminui mais cedo na meia-idade, o funcionamento do cérebro diminui mais cedo e a expectativa de vida cai. Enquanto os relacionamentos conflitantes destroem a nossa saúde mental e a nossa memória, bons relacionamentos agem como fatores antienvelhecimento.

"Solidão mata. A solidão é tão tóxica quanto o alcoolismo e o cigarro", declarou o atual pesquisador do *Grant Study*, o professor Robert Waldinger. Ele afirmou também: "Cuidar do corpo é importante, mas cuidar dos relacionamentos também é uma forma de autocuidado".

O *Grant Study* confirma o óbvio: o álcool é destrutivo. Existe uma forte relação entre consumo de álcool e doenças mentais. Depressão e neurose são causadas pelo álcool. Amizades e casamentos são destruídos pelo álcool. Aquela história de que o sujeito bebe porque a vida está ruim é mentira. O contrário é verdadeiro: o álcool é o causador dos problemas.

A solidão é uma poderosa fonte de estresse crônico, que por diversos mecanismos desencadeia inflamação crônica.

Muitos outros estudos confirmam que a solidão realmente mata, por diversos mecanismos.

Uma declaração científica da American Heart Association, publicada em 2022, resume bem como a solidão é tóxica para os seres humanos.

- A solidão e o isolamento social estão associados a um aumento de cerca de 30% no risco de infarto e derrame cerebral ou morte por ambos.
- Solidão e isolamento social estão associados a exames de sangue que mostram que o organismo se encontra inflamado cronicamente.
- A solidão e o isolamento social causam estresse crônico e aumentam os riscos de morte precoce por todas as causas.
- O isolamento social durante a infância está associado à maior taxa de obesidade, diabetes e pressão alta na idade adulta.

Pessoas já portadoras de doenças cardíacas que são solitárias apresentam taxas de mortes muito mais elevadas do que aquelas pessoas com os mesmos problemas de saúde, mas apresentam muitas conexões sociais. Em 2023, peritos da OMS declararam a solidão como equivalente aos riscos de fumar 15 cigarros por dia.

Um estudo de coorte longitudinal realizado pela Universidade da Califórnia, que acompanhou 1.604 participantes com média de idade de 71 anos, ao longo de 2002 a 2008, mostrou que 43% dos participantes relataram que muitas vezes se sentiram excluídos, isolados, sem companhia ao longo desse período de seis anos. Nesse tempo, mais da metade das pessoas que relataram se sentir solitárias tiveram deficiências mentais suficientes para impedi-los de executar tarefas pessoais e domésticas básicas. O grupo atingido pela solidão tinha também um risco 45% maior de morrer antes do grupo que não se sentia tão solitário.

Estudos confirmam que a solidão está intimamente relacionada *com a* inflamação crônica.

Conforme vimos, quanto maiores forem os níveis de

inflamação crônica, maiores serão os níveis do exame de sangue PCR de alta sensibilidade.

Pesquisas recentes têm mostrado que a solidão aumenta os níveis no sangue de PCR de alta sensibilidade, confirmando que a solidão está intimamente relacionada à inflamação crônica.

Um outro estudo, uma metanálise recente, realizada por Kimberley J. Smith *et al.,* que selecionou 163 estudos de alta qualidade, mostrou uma associação significativa entre solidão e níveis elevados da citocina inflamatória IL-6, PCR de alta sensibilidade.

14

Pecado 3

Estresse crônico

Para entendermos melhor o que é estresse crônico e como ele causa inflamação crônica generalizada de baixo grau, precisamos voltar mais uma vez para o mundo dos caçadores coletores.

Apesar de existirem culturas muito diversificadas entre os diversos povos de variadas regiões do planeta, os pesquisadores são unânimes em afirmar que, apesar de também haver conflitos e guerras entre tribos diversas, o mundo dos caçadores coletores sempre foi muito mais pacífico e cooperativo que o nosso.

Entre esses povos, a cultura da cooperação é muito intensa e eles vivem em sociedades muito mais igualitárias do que as nossas. Destaques individuais não são valorizados, não há pressão por lucro, riqueza, nem ambição por poder. A vida é calma, lenta, desprovida de vaidades e preocupações. Os perigos são os relâmpagos, trovões, quedas de árvores, ataques de animais e outras ameaças naturais.

Ameaças naturais desencadeiam uma rápida e eficiente resposta de luta ou fuga no nosso organismo. Quando o perigo surge e a resposta de estresse é desencadeada, nossas glândulas suprarrenais elevam a produção dos hormônios cortisol e adrenalina. Esses hormônios fazem o coração acelerar, a pressão subir, os músculos se tornarem fortes e resistentes. Para se concentrar em se livrar de um inimigo grande e poderoso, esses hormônios concentram energia nos músculos e no coração e retiram energia dos nossos sistemas de defesa contra bactérias, vírus e invasores microscópicos. Uma vez que a ameaça passou, os níveis hormonais retornam rapidamente ao normal, a frequência cardíaca e a pressão arterial retornam aos níveis normais e os outros sistemas retomam suas atividades regulares. A partir desse momento, o equilíbrio dos órgãos internos é restabelecido.

O estresse agudo é uma resposta rápida e limitada do nosso organismo, que foi criada para nos defender de agressores, e desaparece assim que o perigo se afasta, sem causar prejuízos para os órgãos, pois o organismo foi programado para suportar esses eventos rápidos de sobrecarga.

Uma boa analogia é o estresse ao qual submetemos o nosso carro quando o atolamos na lama e colocamos o pé no acelerador para forçarmos o motor rapidamente para tirá-lo do atoleiro. Assim que o carro sai da lama, tiramos o pé do acelerador e trocamos para uma marcha mais leve. Esse é o estresse agudo que acontece com os seres vivos, incluindo humanos, no mundo natural.

Como fomos moldados para levar a vida calma dos caçadores coletores de alimentos, não estava previsto que deveríamos lidar com pressão por resultados, problemas financeiros, trânsito congestionado, vaidades, comparação com vizinho e amigo bem-sucedido; medo do futuro, arrependimento, remorso, mágoa, rancor, ressentimento, ruminação, necessidade de controlar o futuro e tantas outras emoções negativas que parecem não fazer parte da verdadeira natureza humana e por esse motivo se tornaram estressores crônicos.

O problema é que o nosso cérebro foi moldado para ser rápido e jamais falhar na sua missão de nos manter vivos. Para cumprir sua missão, ele não pode perder tempo decidindo se uma ameaça é imaginária ou real.

Para o nosso cérebro, uma simples preocupação e o ataque de um leão são a mesma coisa e ele responde a ambas do mesmo jeito.

Por esse motivo, apesar de não causar lesão direta no corpo físico, o estresse emocional desencadeia a chamada "luta ou fuga", que é a mesma resposta desencadeada pela presença de um perigo real, como o ataque de um leão. Na presença de um leão ou de uma preocupação, o nosso organismo desencadeia a ativação da resposta de luta ou fuga por meio do chamado eixo hipotálamo hipófise adrenal (HPA) e do chamado sistema nervoso autônomo. E é exatamente a ativação frequente e forte desses mecanismos protetores contra inimigos reais ou imaginários que fazem com que as glândulas promovam a liberação dos hormônios (cortisol e adrenalina) em doses elevadas durante longos períodos. São esses hormônios que promovem a desregulação do sistema imunológico, que leva à inflamação crônica promotora de envelhecimento precoce e doenças crônicas por diversos mecanismos.

Por exemplo, o cortisol, em altas doses, suprime o sistema de defesa, afeta a digestão dos alimentos, promove desequilíbrio na flora intestinal, aumenta os níveis de açúcar no sangue, piora a qualidade da insulina e aumenta a pressão sanguínea por estreitar os vasos sanguíneos. A adrenalina promove constrição dos vasos sanguíneos e acelera o coração, promovendo aumento da pressão sanguínea e inflamação crônica nesses vasos, que leva ao desenvolvimento de placas inflamatórias em suas paredes. A liberação de adrenalina promove também aumento dos níveis de açúcar no sangue e deprime o sistema de defesa.

O estresse crônico também faz com que as células de defesa liberem doses exageradas de citocinas promotoras de inflamação crônica. Portanto, quando nos tornamos estressados, nossos organismos liberam diversas substâncias causadoras de lesões e inflamação crônica por diversos mecanismos.

Diversos "pecados" levam ao estresse crônico. O sono de qualidade ruim é um desses pecados; a solidão tem sido reconhecida nos últimos anos como um dos mais poderosos fatores estressores desencadeadores da hiperativação do sistema imunológico pelos mecanismos citados anteriormente. A falta de espiritualidade leva ao vazio existencial, que leva à perda de resiliência diante das dificuldades da vida, resultando em maior estresse crônico, depressão e doenças crônicas.

Em 2004, um importante estudo multicêntrico mundial, *INTERHEART*, realizado em 52 países, identificou nove fatores que aumentam os riscos de um ataque cardíaco. Um dos mais significativos foi o estresse. O questionário utilizado nesse estudo envolvia perguntas sobre estresse no trabalho ou em casa, estresse financeiro, eventos de vida estressantes, depressão e a capacidade percebida de controlar situações da vida diária. Os resultados indicaram que fatores psicossociais podem contribuir com uma proporção absolutamente substancial de risco de infarto. Os riscos do estresse e da depressão foram comparáveis ao da pressão alta e do acúmulo de gordura abdominal.

De acordo com a Organização Mundial da Saúde (OMS), a doença mental e o vício somam quase metade de toda a incapacidade laborativa que as pessoas experimentam e a depressão é a maior causa de afastamento do trabalho. Um terço das pessoas experimentará alguma doença mental grave ao longo da vida e 15% terão depressão grave.

Não por acaso, a situação causadora de todos esses sintomas tem sido chamada, desde o final do século XX, de "mal do século".

Pesquisas recentes realizadas pela American Psychological Association (APA), por dois anos seguidos, descobriu que aproximadamente 25% dos norte-americanos estavam sofrendo altos níveis de estresse crônico (8 pontos em uma escala de 10 pontos) e outros 50% relataram níveis moderados de estresse (4 a 7 pontos em uma escala de 10 pontos).

O estresse é um poderoso fator contribuinte para as principais causas de morte: câncer, doença cardíaca, distúrbios respiratórios, cirrose do fígado.

O Centro de Controle e Prevenção de Doenças (CDC) dos Estados Unidos estima que o estresse é a causa de aproximadamente 75% de todas as visitas médicas.

As consequências do estresse crônico são ainda mais desastrosas para as pessoas que deveríamos amar e proteger. Pesquisas recentes demonstram claramente que crianças criadas em situações de conflito, violência doméstica, divórcios dos pais apresentaram um risco imensamente mais elevado de mortes por derrame, infarto, diabetes e outras doenças crônicas na vida adulta.

Conexão estre cérebro e sistema de defesa

Pesquisas mostram que os nossos intestinos, cérebros e sistemas imunológicos criam, percebem, monitoram nossos sentimentos e emoções. Para se antecipar ao ataque de qualquer invasor e manter o organismo livre de ameaças, o sistema de defesa rastreia o nosso corpo instante a instante e utiliza todo o tipo de informação. Uma delas é monitorar nossas emoções. Ele sabe, por exemplo, quando estamos sentindo raiva ou medo.

Assim como o cérebro, o nosso sistema de defesa não pode perder tempo diferenciando ameaças reais de imaginárias, pois essa demora pode nos custar a vida. Ele simplesmente reage ao medo ou à raiva como ameaças reais.

Em resposta, o nosso sistema de defesa se torna sempre pronto para o ataque diante dessas e outras emoções negativas e, da mesma forma que o cérebro, quando sob ameaça de ataque, ele solicita ao organismo que libere diversos hormônios. O resultado será um sistema de defesa estressado, pronto para responder a um hipotético ataque de indivíduos como bactérias e vírus. Pense em uma ferida aberta pelas garras de um predador como uma porta de entrada para bactérias potencialmente mortais. Pense em como faz sentido para o nosso sistema de defesa acionar todo o processo inflamatório sempre que estejamos sob estresse físico ou emocional. Diversos estudos realizados ainda no início dos anos 2000 demonstraram que os níveis de PCR de alta sensibilidade se tornam elevados quando nos tornamos ansiosos e estressados. Orações, meditação, fé e otimismo são práticas capazes de reduzir ou mesmo eliminar os efeitos das emoções negativas.

15

Pecado 4

Drogas

Vimos anteriormente que o problema da cocaína não está nas propriedades da planta e, sim, no seu refino.

Com o álcool é a mesma coisa. O resto é papo furado. Da mesma forma que a folha de coca não é tóxica, a uva também não é tóxica. Mas assim como o refino da coca é tóxico, o álcool refinado a partir de uva ou de cana ou de qualquer planta será tóxico. Não há argumentos contra essa verdade.

A Agência Internacional de Pesquisa do Câncer (IARC) faz uma classificação de substâncias cancerígenas:

- Grupo 1 – Indutor de câncer em humanos.
- Grupo 2a – Provavelmente indutor de câncer em humanos.
- Grupo 2b – Possivelmente indutor de câncer em humanos.
- Grupo 3 – Não classificável quanto ao potencial cancerígeno.
- Grupo 4 – Provavelmente não é indutor de câncer em humanos.

Álcool, tabagismo, tabagismo passivo, carnes embutidas, amianto, alguns tipos de vírus são classificados no Grupo 1. Portanto, álcool e cigarro possuem potências semelhantes para induzir câncer.

Pelo menos sete tipos de câncer estão claramente relacionados ao consumo de álcool:

- Câncer de boca.
- Câncer de faringe.
- Câncer de esôfago.
- Câncer de laringe.
- Câncer de mama.
- Câncer de intestino.
- Câncer de fígado.

As conclusões que mostrarei a seguir foram reunidas a partir de uma coleta de dados que fiz usando como base os dados contidos nos portais das instituições Cancer Research UK, American Cancer Society, Canadian Cancer Society, The Heart Foundation da Nova Zelândia, British Heart Foundation (BHF), Agência Internacional de Pesquisa do Câncer (IARC).

Conclusões

Não há nível seguro para o consumo de álcool quando se trata de câncer.

Quanto menos álcool você beber, menor o risco de ter câncer. Nenhum tipo de álcool é melhor ou pior que o outro, pois é o próprio álcool que leva ao dano, independentemente de se tratar de vinho, cerveja ou destilados.

Beber e fumar multiplica exponencialmente os riscos de desenvolvimento de câncer.

Beber álcool apenas ocasionalmente em doses mais elevadas ou menores frequentemente acarreta os mesmos riscos.

Álcool não é um tratamento seguro ou eficaz para reduzir o risco cardiovascular (problemas cardíacos). A melhor maneira de melhorar a saúde do coração é não fumar, ser ativo, ter um peso saudável e escolher uma dieta saudável.

O consumo de álcool pode causar alterações no ritmo do coração e aumento dos níveis de pressão, danos ao músculo cardíaco e outras doenças como o derrame cerebral.

Um estudo realizado por Sophia Antípolis, apresentado no Congresso Europeu em 2021, com 1.655 participantes com idades entre 17 e 24 anos, mostrou que mesmo doses moderadas de álcool são capazes de promover o envelhecimento significativo dos vasos sanguíneos e que, quanto maior o consumo de álcool, maior será a intensidade do dano aos vasos sanguíneos.

Todos nós – médicos ou não – sabemos que o alto consumo de álcool causa atrofia cerebral, perda de memória, demência e convulsões.

Vários estudos demonstraram claramente que a deposição de ferro no cérebro está claramente associada a doenças, como a de Alzheimer e a de Parkinson. Uma pesquisa realizada por Anya Topiwala, no Reino Unido, com mais de 20 mil participantes e publicada na revista *Plos Medicine*, em julho de 2022, mostrou que pessoas que bebem moderadamente apresentam níveis mais altos de ferro no cérebro. E olhe que o consumo moderado de álcool neste estudo significou a ingestão de quatro taças de vinho ou cerveja ou destilados por semana, sendo que isso é muito pouco para a maioria das pessoas.

Assim, a conclusão é que a ingestão de doses moderadas de álcool pode ser um fator contribuinte para lesões cerebrais em doses muito mais baixas e muito mais cedo do que pensávamos.

Álcool e aromatase

O álcool estimula a produção de uma enzima chamada aromatase, que transforma uma parte do hormônio testosterona em um hormônio feminino chamado estrogênio. Assim, o álcool, apesar de não inibir a produção de testosterona pelo organismo, reduz a sua disponibilidade ao transformá-la em estrogênio. Por esse e outros motivos, o álcool é um potente promotor de enfraquecimento muscular ao promover lesão e reduzir os hormônios que promovem a brotação de novas células musculares.

A redução na formação de proteínas pelos músculos é de 75% com o uso continuado de álcool. Fraqueza, câimbras, redução da massa muscular são consequências comuns do consumo de álcool. Com os ossos não é diferente, pois o álcool é um potente indutor de osteoporose por inibir os hormônios que promovem crescimento ósseo e promover a destruição de células ósseas.

Lembre-se de que álcool, cocaína e maconha são drogas lesivas aos nossos órgãos. Os fatores que tornaram nossas interpretações diferentes sobre elas foram meramente culturais: por terem surgido em tempos e em culturas diferentes, desenvolvemos julgamentos diferentes sobre elas. Todas são drogas. Todas matam.

Em janeiro de 2023, o Centro Canadense de Uso e Dependência de Substâncias (CCSA) atualizou suas diretrizes sobre o uso de álcool. Baseado em quase 6 mil pesquisas científicas de qualidade inquestionável, o relatório confirma todos os malefícios do álcool já citados e estabelece que nenhuma quantidade é segura. É isso mesmo: **nenhuma dose de álcool é segura!**

Esse relatório não é bem uma novidade, pois faz algum tempo que a OMS já estabeleceu que nenhuma dose de álcool é segura para a saúde.

Caso você não queira eliminar totalmente o álcool, sugiro que siga as recomendações da CCSA de 2023: evite ingerir mais do que dois drinques por semana.

Cigarro

Todos nós conhecemos os malefícios provocados pelo

cigarro. Sinceramente, não acho que vou contribuir escrevendo sobre um assunto tão conhecido pelas pessoas.

Vou lhe dar apenas duas informações sobre o cigarro:

Pessoas que fumam costumam desenvolver câncer cerca de 15 anos antes, quando comparados com não fumantes.

Uma notícia maravilhosa: um novo estudo, apresentado na conferência anual da Sociedade Americana de Nutrição, em 2023, realizada com quase 720 mil veteranos militares com idades entre 40 e 99 anos, mostrou que parar de fumar antes dos 40 anos reduz em mais de 90% nos riscos de morte por doenças relacionadas ao cigarro. Parar de fumar vale a pena em qualquer momento e em qualquer idade, pois, imediatamente depois que uma pessoa para de fumar, os níveis de pressão arterial diminuem e o coração passa a sofrer menos estresse, reduzindo assim os riscos de infarto, derrame cerebral e morte súbita. Muito rapidamente também, os níveis de inflamação crônica são reduzidos, resultando em redução precoce de doenças crônicas.

Maconha

Conheço pessoas que pensam que cuidam muito bem da saúde e entendem que um pouco de maconha não faz mal. Mas estudos científicos mostram exatamente o contrário. A maconha aumenta os riscos de doenças mentais como esquizofrenia e depressão.

Pesquisadores da Universidade da Califórnia, em Berkeley, publicaram na revista *JAMA Open Network* uma pesquisa que mostra que o fumo passivo de maconha é ainda mais prejudicial que o fumo passivo de tabaco. Segundo esse estudo, as partículas da fumaça da maconha são pelo menos quatro vezes mais perigosas do que a fumaça do cigarro. Em resumo, maconha é uma droga mais perigosa que o cigarro, causadora de doenças físicas e mentais. Não vamos perder tempo com bobagens.

16

Pecado 5

Baixa exposição ao Sol

Envelhecimento da pele e câncer de pele são doenças comprovadamente relacionadas ao excesso de exposição ao sol. Mas um relatório da OMS mostra o quanto a estratégia de demonizar o sol tem sido desastrosa para as pessoas. A conclusão desse relatório é clara: **enquanto o excesso de exposição ao sol gera uma pequena carga de doenças, a baixa exposição ao sol gera uma carga absurdamente alta de doenças e morte.**

A produção de vitamina D é quase totalmente dependente da exposição ao sol.

Carência de vitamina D é sinônimo de osteoporose. Mas pesquisas recentes mostram que não apenas os nossos ossos são dependentes da exposição ao sol, mas os nossos músculos também dependem da exposição ao sol para se manterem fortes. Assim, a baixa exposição ao sol é causa importante de sarcopenia e osteoporose. E os efeitos da baixa exposição ao sol vão muito além: câncer de mama, próstata, reto, cólon, linfoma são claramente mais incidentes em populações pouco expostas ao sol. Diabetes, infecções, obesidade, infecções respiratórias são outras consequências da baixa exposição ao sol. E tem mais: diversas formas de reumatismos, doenças intestinais e doenças autoimunes são outras claramente relacionadas com a pouca exposição à luz do sol.

Os efeitos da luz solar vão muito além da produção de vitamina D. Precisamos nos expor ao sol nas primeiras horas da manhã para sincronizarmos o nosso relógio biológico. Mas as nossas necessidades biológicas de nos expormos ao sol vão muito além. Um exemplo é o do óxido nítrico: a exposição ao sol estimula a nossa pele a produzir essa substância que exerce funções vitais no organismo e que não pode ser adquirida por meio da alimentação.

Algumas funções do óxido nítrico:

- células do sistema de defesa – macrófagos – usam o óxido nítrico para matar bactérias invasoras e células cancerígenas;
- ativa e desativa genes;
- promoção de relaxamento da musculatura dos vasos sanguíneos, efeito que ajuda a manter a saúde e flexibilidade desses vasos.

A redução da produção de óxido nítrico promove o endurecimento precoce dos vasos sanguíneos, resultando em doenças cardíacas, angina e disfunção erétil.

Por esse motivo, existe uma relação incontestável entre baixa exposição ao sol e maior índice de infarto e derrame cerebral.

A exagerada exposição ao sol aumenta a incidência de câncer de pele de células escamosas e câncer de pele de células basais. Esses dois tipos de câncer de pele são de pouca gravidade. O realmente devastador é o melanoma. Pesquisas recentes indicam haver pouca correlação entre exposição ao sol e melanoma. Geralmente o melanoma ocorre em áreas de pele protegidas do sol e são muito mais comuns em regiões frias do que em áreas equatoriais. Provavelmente fatores genéticos são determinantes para essa doença. Há poucos indícios de que protetores solares protegem a pele contra o melanoma. Entretanto, vale relembrar que eles protegem contra as outras formas de câncer de pele e reduzem o envelhecimento da pele.

É importante lembrar que qualquer excesso faz mal. Em várias regiões do Brasil vivemos como plantas de meia sombra no semideserto. Principalmente nessas regiões, precisamos nos proteger do sol a maior parte do tempo. Passar protetor solar na face e em outras áreas do corpo que permanecem expostas é uma medida correta. Tome sol pela manhã, procure expor as costas, as pernas e o tórax.

Se você mora em regiões quentes do país, evite se expor ao sol depois das 9 horas da manhã. O sol do meio-dia é somente para alemães e moradores de países nórdicos. Não deixe de se expor ao sol, mas não deixe de tomar os devidos cuidados.

17

Pecado 6

Desobediência ao ritmo circadiano

Quando eu era criança, um conhecido do meu pai morreu subitamente durante a madrugada.

Meus pais e alguns amigos da nossa família ficaram chocados. Durante muito tempo, as pessoas lembravam que aquele senhor havia morrido de "congestão" e o motivo da referida "congestão" fora uma extravagância perigosa: ele havia comido uma galinha velha, já tarde da noite.

Estávamos no início da década de 1970 e, naquela época, na concepção dos meus familiares e de muitas outras pessoas, comer após o final da tarde era prejudicial à saúde e inclusive causa de morte por derrame cerebral e infarto (imagino que "congestão" era uma palavra popular para denominar essas duas doenças).

Seriam esses conceitos coisas de gente antiga e pouco estudada ou uma sabedoria antiga preciosa transmitida por tradição oral ao longo de incontáveis gerações? Vejamos o que a ciência moderna tem a dizer sobre isso.

Existe um pequeno arbusto, conhecido no Brasil como dormideira, que apresenta uma particularidade interessante. Suas folhas acompanham a trajetória do sol no céu ao longo do dia e se fecham à noite, completando um ciclo de 24 horas, pois, na manhã seguinte, ela abre novamente as suas folhinhas e segue a trajetória do sol.

Em 1729, um francês genial chamado Jean-Jacques Marian colocou um espécime dessa plantinha no escuro total ao longo de vários dias e, vez ou outra, observava o comportamento dela. Para a surpresa dele, as folhas da dormideira continuaram a se manter fechadas à noite e a se abrir ao longo do dia, como se estivesse seguindo o sol. A conclusão, a partir dessas novas informações, foi a de que a planta não seguia o sol e, sim, tinha um relógio interno próprio que acompanhava o ritmo de 24 horas, determinado pela Terra.

A partir dessa descoberta genial, pesquisas posteriores mostraram que o nosso planeta Terra determina o ritmo de funcionamento de todos os organismos vivos, incluindo os nossos próprios órgãos. Assim, bactérias, fungos, plantas, elefantes e seres humanos são regulados pelo planeta Terra.

No nosso cérebro, em uma região localizada aproximadamente entre os nossos olhos, o hipotálamo, possuímos um relógio biológico central, chamado de núcleo supraquiasmático. É esse núcleo supraquiasmático – um conjunto de 20 mil células do tamanho aproximado de um grão de arroz – que recebe as orientações da Terra e as envia aos nossos órgãos e para outras regiões do nosso cérebro, como se fosse uma distribuidora de informações recebidas.

Essas orientações se repetem todos os dias, formando um ciclo, pois, à medida que a Terra gira em torno do seu próprio eixo para completar um ciclo de 24 horas, ou seja, um dia, ela vai orientando o núcleo supraquiasmático, que repassa as informações para as nossas células.

Temperatura, pressão, liberação de hormônios para a digestão são apenas algumas das funções controladas por esse mecanismo. Em verdade, os nossos órgãos são regulados pelo ciclo de 24 horas da Terra para ter o momento correto para realizar as mais diversas funções. No período da manhã, os níveis de pressão sanguínea sobem e atingem o pico por volta das 18 horas; durante a noite, os níveis de pressão arterial devem cair lentamente, alcançando níveis 10% a 20% mais baixos. Indivíduos cujos níveis de pressão arterial não se reduzem durante a noite ou mesmo aumentam estão muito mais sujeitos aos riscos de morte por complicações cardiovasculares. Nossos intestinos são orientados a fazer a digestão com máxima eficiência no período da manhã e a encerrar suas atividades por volta de 21 horas.

O ritmo de rotação da Terra, em comunicação com o nosso relógio biológico mestre, controla, por exemplo, o momento do dia em que estamos mais alertas, famintos ou cansados; determina o horário de dormir, a fome; a produção de hormônios, enzimas e todas as funções orgânicas.

Existe um motivo para o nosso relógio biológico ficar localizado entre os olhos.

Vamos a mais uma pequena digressão. Em 1938, dois pesquisadores, Nathaniel Kleitman e seu assistente Bruce Richardson, entraram numa caverna profunda a ponto de ali não existir nenhuma luz solar. Durante seis semanas, eles fizeram monitorizações extensas das próprias funções orgânicas. Suas descobertas foram espetaculares: a primeira foi a confirmação de que nós, seres humanos, também geramos um ciclo de aproximadamente 24 horas que independe do ciclo da luz solar e escuridão noturna. A segunda foi que, na ausência da luz solar, nossos relógios se atrasam e passamos a trabalhar com um ciclo de 26 a 28 horas.

Hoje, sabe-se que, na presença da luz solar adequada, o nosso relógio biológico trabalha com um ciclo aproximado de 24 horas. O nome desse ciclo é ritmo circadiano.

Para que o nosso relógio biológico se ajuste ao ritmo de rotação da Terra é preciso que o Sol o ilumine durante o dia e que o escuro faça o seu trabalho durante a noite. Por esse motivo, é muito importante tomar sol pela manhã e obviamente procurar se expor ao escuro após as 18 horas. Mesmo em níveis baixos, a exposição à luz elétrica à noite pode alterar a regulação do nosso ritmo circadiano e alterar o nosso ciclo sono-vigília.

Nossos relógios biológicos, assim como, fatores emocionais, poluentes, comportamentos sociais, alimentação podem ligar ou desligar genes saudáveis ou defeituosos, curando ou induzindo doenças.

Alterações da temperatura corporal central, alteração na regulação e liberação de hormônios e alterações na regulação da nossa genética são apenas algumas das perturbações que ocorrem no nosso organismo quando nos expomos à claridade noturna artificial e permanecemos pouco expostos à luminosidade solar ao longo do dia. Mas o nosso cérebro não usa apenas o Sol como referência para ajustar o nosso relógio.

O horário em que comemos, dormimos, acordamos, caminhamos, nos expomos à luminosidade e diversos outros fatores que influenciam o nosso relógio mestre e podem confundi-lo, e os resultados são catastróficos para a nossa saúde. A partir das 21 horas, os nossos intestinos simplesmente encerram suas atividades. Qualquer comida ingerida a partir das 18 horas permanecerá estocada, apodrecendo a noite inteira. Mas as perturbações impostas ao nosso organismo quando comemos após as 18 horas são ainda mais complexas.

Vejamos o exemplo do nosso pâncreas. Vamos fazer de conta que ele é uma pessoa, um caminhoneiro. Suponha que você tenha uma empresa de transportes e que um dos seus melhores colaboradores, um caminhoneiro com 35 anos de experiência, chegou ao seu escritório depois de uma viagem até Santa Catarina. Para se recuperar da longa jornada, ele foi dormir por volta das 19 horas, mas às 20 horas você bate na porta do quarto dele e o acorda: "Você terá que viajar – agora – para o Pará". Coitado. É exatamente isso que acontece com os nossos pâncreas quando comemos à noite.

Nosso pâncreas é um órgão diurno, que é ativado pelos

genes para produzir maiores quantidades de insulina no período da manhã e encerrar suas atividades e descansar no início da noite.

Comer após as 18 horas é como colocar o caminhoneiro cansado para dirigir ao longo da madrugada. Quando comemos após esse horário, o nosso pâncreas precisa sair do seu repouso para produzir insulina. O resultado é que os nossos genes produtores de insulina começam a estragar, resultando em diabetes. Mas não é apenas isso: com o tempo, as células do pâncreas começam a entrar em exaustão e produzir insulina em excesso, mas de péssima qualidade. Suas ações noturnas são desastrosas para o organismo: a insulina produzida pelo pâncreas durante o dia coloca o açúcar dentro das nossas células, para alimentá-las, mas a insulina produzida à noite não faz um bom trabalho, pois ela manda as células do fígado transformarem tudo o que ingerimos em gordura, a qual será depositada nos nossos órgãos internos, levando ao aumento de peso e à inflamação crônica.

Mas as consequências não se resumem à obesidade a ao sofrimento imposto ao pâncreas, pois os mesmos genes que ligam o pâncreas durante o dia, para coordenar a produção da insulina, são desligados no pâncreas à noite e religados na glândula pineal para produzir melatonina.

Assim, após as 21 horas, com o pâncreas desligado, a glândula pineal passa a produzir a melatonina até atingir o pico à meia-noite. Ao longo da noite, os níveis de melatonina vão caindo lentamente até que, com as primeiras luzes do Sol, os níveis de melatonina caem totalmente e o cérebro recebe o aviso de que está na hora de iniciar o ciclo diurno.

Apesar da lenda, a melatonina não é o indutor do sono, mas funciona como um maestro que coordena a regeneração do organismo ao longo da noite.

Vejamos a seguir algumas das impressionantes funções da melatonina.

Durante o dia, o cérebro acumula "sujeiras" que podem provocar lesões e inflamações nesse órgão. A melatonina age à noite mandando o nosso sangue remover a sujeira que se acumula no cérebro ao longo do dia.

O Alzheimer aumentou com o aumento da expectativa de vida, mas, acima de tudo, aumentou à medida que reduzimos o nosso tempo de sono. Não restam mais dúvidas de que o sono de qualidade ruim e essa doença apavorante estão profundamente interconectadas. Um dos principais mecanismos causadores dessa doença é o acúmulo de sujeira no cérebro, provocado pela ação prejudicada da melatonina. Dormir pelo menos oito horas por noite, em jejum, no escuro, ajuda o cérebro a depurar uma proteína inflamatória denominada beta amiloide que é encontrada em 100% dos casos dessa doença.

Somos um conjunto de 37 trilhões de células, que nascem, se estragam e morrem e são trocadas por células novas a todo instante. Células doentes, velhas e estragadas degeneram e se tornam células cancerígenas com muita frequência. Por esse motivo, o organismo precisa de um departamento de células do sistema imunológico especializado em matar essas células cancerígenas.

A melatonina age orientando um destacamento especial de células do sistema imunológico, chamado de células *natural killer*, especializadas em matar essas células cancerígenas, a patrulhar todo o nosso corpo, ao longo da noite, e matar essas células. Mas todas as células estragadas, mesmo aquelas que não possuem potencial cancerígeno, são eliminadas à noite sob a supervisão da melatonina.

Aos 80 anos, perdemos cerca de 10% na eficiência de destruir células cancerígenas, mas em uma única noite em que dormimos menos de seis horas perdemos cerca de 80% da eficiência das nossas células *natural killer*.

Além do mais, a melatonina está envolvida na proteção do

nosso DNA mitocondrial; age como anti-inflamatório, reduzindo lesões e retardando o envelhecimento das células; acalma o nosso sistema de defesa, impedindo que ele se torne agressivo com as nossas células.

Renovamos nossas células a todo instante, mas é entre 22 horas e 2 horas da manhã que o espetáculo do crescimento acontece no corpo. Nesse horário, sob coordenação da melatonina, nosso organismo produz o hormônio de crescimento, popularmente chamado de GH. Esse hormônio promove a brotação exuberante de células em todos os nossos órgãos, incluindo cérebro e coração.

Mas são necessários alguns requisitos para que possamos produzir o GH que nos faz brotar e rejuvenescer: intestino vazio, ambiente escuro, sono profundo, melatonina alta, glicose baixa, insulina baixa.

Quando comemos após as 18 horas ou permanecemos sob os efeitos da luminosidade à noite, dormimos menos de sete horas por noite, fazemos qualquer atividade que piora a qualidade do sono, sofremos as consequências. As células dos nossos vasos sanguíneos não são renovadas; então a pressão sanguínea sobe e os vasos sanguíneos sofrem um processo de envelhecimento inflamatório chamado aterosclerose, que resulta em infarto e derrame cerebral.

Quando nossas células estragadas, doentes e envelhecidas não são destruídas pelas *natural killer*, os riscos de células cancerígenas prosperarem se tornam muito elevados. E nos tornamos vulneráveis a muitas outras complicações: atrofia muscular, aumento de gordura abdominal; atrofia cerebral com consequente perda de memória e da capacidade de raciocinar.

Até mesmo a nossa flora intestinal deve obediência ao ritmo ditado pela Terra, uma vez que determinadas cepas de nossas bactérias intestinais "trabalham" durante o dia e outras à noite.

O sono de qualidade ruim desencadeia as mesmas

consequências do estresse crônico. Notadamente quando dormimos menos do que seis horas, ativamos exageradamente as mesmas áreas do cérebro que se tornam muito ativadas durante o estresse. A superativação dessas regiões do cérebro ativam as glândulas suprarrenais, que produzem adrenalina e cortisol: a pressão sobe, o coração se torna acelerado, o sistema de defesa é afetado, muitos mecanismos responsáveis pela inflamação crônica envelhecida e destruidora de órgãos são ativados.

Meus entes queridos estavam corretos sobre os riscos que impomos à nossa saúde quando comemos à noite e ficamos expostos à luminosidade artificial.

Para a nossa programação biológica, continuamos sendo um animal diurno que deve comer e desenvolver as suas atividades durante o dia e dormir oito horas por noite, no escuro, no silêncio da floresta, com os intestinos vazios e com baixos níveis de glicose e insulina circulantes no sangue.

Assim, não basta comermos os alimentos certos. É preciso também comermos no momento certo. E quem determina o momento certo de comermos é a nossa mãe Terra. Nunca foi tão correto o velho ditado popular: "Tome café da manhã como um rei, almoce como um príncipe e jante como um mendigo".

> **Reflexão:** somos controlados remotamente pela Terra. Trata-se de uma lei natural. Não podemos mudar essa realidade.

18

Pecado 7

Sono de qualidade ruim

Os médicos e pensadores antigos valorizavam o sono como uma dádiva divina. Entretanto, notadamente nas últimas décadas, o sono passou a ser negligenciado. Dormir se tornou sinônimo de preguiça. Privação do sono se tornou sinal de eficiência. Pesquisas mostram que nos Estados Unidos as pessoas dormem cerca de 90 minutos menos do que na década de 1950. Seguramente, aqui no Brasil, a situação não é diferente.

Conforme vimos anteriormente, não dormimos para descansar, mas para eliminar células velhas, doentes, cancerígenas. Dormimos para memorizar nossas experiências diárias, preservar os nossos organismos, regenerar, rejuvenescer, renascer.

A maioria dos seres humanos adultos necessita de cerca de oito horas de sono; uma minoria necessita de um pouco mais ou um pouco menos. Crianças e adolescentes necessitam de nove horas de sono por dia. O relógio biológico decide quando é bom estar acordado, quando é bom dormir e não podemos mudar essa realidade. Simples assim!

Apesar de sermos parecidos, não somos iguais. Existem pessoas que são chamadas de cotovias – que dormem cedo e acordam cedo –, enquanto outras são corujas – dormem tarde e acordam tarde. Essas características são orgânicas e não são resultado de preguiça ou indisciplina. Ambas precisam obedecer aos ritmos dos seus próprios organismos. Ou seja, as corujas devem acordar mais tarde para ajustar o seu relógio biológico. Quando as corujas acordam mais cedo, para obedecer às convenções sociais, elas podem se tornar diabéticas, hipertensas, obesas, deprimidas e ansiosas. Muitas pessoas dormem tarde por indisciplina, enquanto outras dormem tarde por características genéticas. Somente você pode diferenciar se o seu caso é de indisciplina ou se você é realmente uma coruja.

Um dos efeitos mais prejudiciais da insônia é a baixa produção do hormônio masculino chamado testosterona, produzido pelos testículos dos homens e em muito menor concentração pelas glândulas suprarrenais e pelos ovários das mulheres. A queda de testosterona leva a queda da libido, baixa virilidade, osteoporose, perda de força muscular e o fatídico aumento da gordura abdominal. Não por acaso, esses são os sintomas do envelhecimento.

Homens que dormem menos de sete horas por noite apresentam atrofia dos testículos e seus níveis de testosterona são equivalentes aos de pessoas dez anos mais velhas.

Um estudo publicado em 2020, realizado por Lamont *et. al.*, mostrou o quanto a perda crônica de sono funciona como um potente promotor de perda de massa e força muscular. Nesse estudo, uma única noite de privação total de sono reduz em 24% a produção de testosterona e reduz a síntese muscular em 18%, enquanto aumenta em 21% na produção de cortisol, que, em doses altas, é promotor de inflamação crônica e potente inibidor do sistema imunológico.

Tomar injeções de testosterona é inútil e prejudicial. A reposição hormonal, com injeções de testosterona, mostrou aumento dos riscos de câncer de próstata. Outro fato é que homens que tomam injeções de testosterona passam a produzir menos testosterona própria pelos testículos.

A perda crônica de sono está associada à maior incidência

também de doença de Parkinson, estresse, depressão, doenças mentais, estresse do sistema imunológico, aumento dos níveis de pressão arterial e todos os males provocados pela inflamação crônica.

A privação do sono provoca ainda o aumento da liberação do hormônio grelina, que aumenta o apetite, levando à obesidade e à maior tendência ao diabetes. A insônia aumenta a liberação do hormônio de estresse cortisol, que também aumenta os riscos de desenvolvimento de diabetes e obesidade.

Veja como tudo está interligado e como não podemos separar corpo de mente, intestino de cérebro, coração de intestino, sistema imunológico de intestino e do cérebro e assim ao infinito. Um comportamento ruim desencadeia uma série de consequências nefastas, que leva ao ciclo vicioso da inflamação, destruição dos órgãos, envelhecimento precoce e doenças crônicas.

Um estudo coorte chamado de estudo dos gêmeos finlandeses, conduzido por Christer Hublin *et. al.*, que envolveu 21.268 gêmeos finlandeses ao longo de 22 anos, mostrou que o hábito de dormir menos de sete horas por noite ou mais de nove horas por noite está associado a maior risco de morte por todas as causas.

Todos os seres humanos precisam de, no mínimo, sete horas de sono por noite e não há milagres ou truques mirabolantes que possam mudar essa realidade. Existe apenas uma fração mínima, menos de 1% das pessoas, que é capaz de dormir menos de seis horas por noite sem sofrer as consequências da privação do sono.

A OMS reconhece que os trabalhadores noturnos têm riscos mais elevados de desenvolver câncer.

Sono e doenças psiquiátricas

Existe uma forte correlação entre distúrbios do sono e

doenças psiquiátricas. Todas as doenças psiquiátricas estão associadas a distúrbios do sono. Muitos dos genes associados a doenças psiquiátricas estão envolvidos também em distúrbios do sono.

A conclusão dos psiquiatras e especialistas do sono é que doenças psiquiátricas podem provocar distúrbios do sono, enquanto distúrbios do sono são potenciais promotores de distúrbios psiquiátricos. Hoje os especialistas entendem que essa é uma via de mão dupla e que os hábitos de sono ruins são poderosos gatilhos para doenças psiquiátricas.

Apneia obstrutiva do sono

Uma condição médica que interfere drasticamente no sono é a apneia obstrutiva do sono.

Ronco, acordar frequentemente à noite com falta de ar, sonolência e cansaço diurno são queixas frequentes de portadores de apneia do sono. Apesar de acordar centenas de vezes durante o sono, os portadores de apneia do sono não possuem consciência desses pequenos despertares.

A apneia do sono faz com que os níveis de oxigênio caiam dramaticamente durante o sono, causando picos de pressão alta e coração acelerado. Além disso, é um poderoso fator de risco para diabetes, pressão alta, doenças cardíacas, derrame cerebral e morte precoce.

Existem dispositivos (como os CPAP) que podem ajudar os portadores dessa situação. Mas atenção: cerca de 70% das pessoas com apneia obstrutiva do sono são obesas. E, portanto, nesse caso, a perda de peso é o único tratamento eficaz para essa condição.

19

Pecado 8

Sedentarismo

Envelhecemos porque assassinamos nossas células por diversos mecanismos que causam inflamação crônica disseminada de baixo grau. Mas envelhecemos também porque atrofiamos. Notadamente após os 30 anos, reduzimos exageradamente a nossa capacidade de renovar as nossas células e regenerar os nossos órgãos em decorrência da nossa baixa taxa de brotação de novas células.

E por que reduzimos a nossa brotação? Porque deixamos de nos movimentar à medida que o tempo passa. Em qualquer fase da vida, se deixarmos de nos movimentar, nossos organismos atrofiam e envelhecem rapidamente. Um jovem ou mesmo uma criança colocada em repouso, se alimentando perfeitamente, sofrerá um processo de atrofia sarcopênica, como mostra O Experimento da Cama de Dallas.

Esse estudo foi a primeira prova científica de que o repouso promove um envelhecimento de muitos anos em poucos dias, enquanto o movimento rejuvenesce.

Essa pesquisa foi iniciada em 1966. No começo, cinco voluntários de 20 anos de idade foram previamente examinados e submetidos a todos os exames disponíveis na época, incluindo testes físicos. Em seguida, foram colocados, durante três semanas, de repouso, deitados em camas nas dependências da universidade Texas Southwestern Medical School. Ao final destas três semanas, os cinco jovens foram novamente examinados e submetidos aos mesmos exames.

O grau de envelhecimento dos cinco rapazes surpreendeu os pesquisadores: eles engordaram, seus níveis de pressão arterial aumentaram, os músculos enfraqueceram, os corações se tornaram acelerados e apresentaram uma acentuada perda de capacidade de bombeamento de sangue.

Depois de submetidos a essa nova avaliação, eles foram colocados em um programa de atividade física. O resultado foi um rápido retorno aos níveis de juventude e saúde que existia antes do repouso.

As conclusões são óbvias: o repouso envelhece rápida e profundamente. O movimento rejuvenesce.

Mas esse estudo não teria sido tão importante se os cinco voluntários não tivessem sido reavaliados 30 anos depois.

Em 1996, agora aos 50 anos de idade, eles foram submetidos aos mesmos exames que haviam feito em 1966. Obviamente, eles tinham envelhecido: a gordura corporal total dos cinco voluntários havia passado de cerca de 14% para 28%. Os níveis de pressão sanguínea aumentaram; a força muscular e a força de bombeamento do coração reduziram-se. Mas, surpreendentemente, eles não estavam tão envelhecidos e fracos como estiveram após apenas três semanas de repouso.

A conclusão, difícil de acreditar, é que três semanas de repouso os envelheceram e os tornaram mais fracos do que o envelhecimento que ocorreu ao longo de 30 anos de vida.

Por que o sedentarismo é tão destrutivo?

Nosso organismo foi criado para gastar o mínimo de energia possível e manter estoques de nutrientes somente em níveis necessários para casos de momentos de escassez.

Os sensores presentes nos nossos corpos são automáticos. Você não pode simplesmente determinar a sua temperatura corporal, suas batidas cardíacas ou o quanto de energia o seu corpo gastará. Por serem automáticos, eles trabalham em tempo real. "Viver é perigoso" e a realidade da vida pode mudar a cada segundo. A vida tem de se adaptar a todo instante. Todos os órgãos do corpo trabalham em tempo real, portanto, a lei da adaptação começa a agir imediatamente após uma mudança. O organismo interpreta os sinais de movimento como juventude, saúde, construção e abundância. Portanto, energia de sobra, que pode ser gasta na construção de um corpo robusto. Por esse motivo, quando em movimento, os nossos organismos aumentam a densidade dos ossos, a força dos músculos, a memória e a alegria de viver. O repouso, ao contrário, é percebido como envelhecimento, doença, escassez de comida e desconstrução.

Por esse motivo, o nosso organismo se coloca em "modo de espera" e nossas funções não vitais são colocadas em uma espécie de hibernação cerca de 30 minutos após nos sentarmos em uma cadeira e o nosso gasto total de energia cai para apenas 69 calorias por hora.

O cérebro humano é o órgão que mais sofre com o repouso, pois, diferentemente da previdência brasileira, que retira daqueles que menos têm posses, a providência divina, em condições de necessidade, retira do mais custoso – o cérebro –, que consome 25% da energia total que o corpo consome. Portanto, o cérebro sofre cortes severos de gastos quando nos tornamos sedentários.

Agora escolha comigo: diante da necessidade de gasto de energia do cérebro, o que você escolhe cortar? Alegria? Prazer? Concentração? Memória? Respiração? Temperatura?

Caso você tenha resolvido cortar os dois últimos itens, sinto pela sua preciosa vida. Diante do repouso prolongado, o cérebro corta o supérfluo para a sobrevivência. Esse é um dos motivos de o sedentarismo levar a depressão, deficiência de memória, perda de massa muscular, envelhecimento precoce. Enquanto estamos sentados em uma cadeira, o nosso corpo consome apenas 70 calorias por hora, gastando esse tantinho.

Gastando esse tantinho, mesmo comendo alface e rúcula, ainda acumulamos gordura inflamatória nos nossos abdomens. Somente para efeitos comparativos, enquanto permanecemos em pé fazendo atividades muito leves, como lavar vasilhas, gastamos em média 140 calorias por hora.

Agora, uma notícia excelente: o simples ato de nos levantar da cadeira faz com que o nosso gasto de energia suba para mais de 100 calorias por hora. Esse gasto continuará elevado ao longo dos próximos 20 a 30 minutos.

Levantar-se da cadeira, logo após uma refeição, contribui para reduzir o pico de açúcar no sangue pela metade. É por esse motivo que se levantar da cadeira por alguns instantes pode reduzir o acúmulo de gordura visceral e, assim, reduzir os riscos de doenças crônicas e morte por todas as causas.

Qual é a explicação para o simples ato de levantar-se nos fazer perder excesso de gordura e reduzir os riscos de morte?

Não podemos esquecer que, em um passado ainda recente, vivíamos na floresta, rodeados de onças e leões que nos viam como comida. Diante do perigo, nossa inteligência é inútil e são nossos instintos de animais que nos salvam dos apuros. Esses instintos têm que ser ligados instantaneamente, de maneira automática; caso contrário, nossa lentidão custaria a nossa existência.

Assim, somos programados para que os nossos instintos coloquem de prontidão os nossos circuitos de luta ou fuga do perigo, todas as vezes que nos levantamos. E colocar esses instintos em modo de prontidão custa energia. Por que demora 20 ou 30 minutos para que os nossos circuitos de sobrevivência voltem a hibernar? Você fugiria de um leão e relaxaria rapidamente? Se sim, cuidado!

Pense em nós como um aparelho eletrônico: quando nos levantamos, todos os nossos circuitos são ligados imediatamente; quando nos sentamos, os circuitos são desligados lentamente ao longo de 20 a 30 minutos.

> *Creio que durante as partes iniciais deste livro discutimos o suficiente do pecado 9 – alimentação à base de substâncias processadas. Não vou cansar você repetindo o que já foi dito.*

20

Funciona

A estratégia de mudança de múltiplos comportamentos, aplicados de maneira radical, é capaz de reverter doenças crônicas

Pesquisas mais recentes não deixam dúvidas de que, em pacientes que apresentam graves lesões crônicas em vasos sanguíneos do coração e sintomas crônicos de dor no peito ou cansaço, o tratamento com medicamentos apresenta os mesmos resultados a longo prazo da cirurgia. Um exemplo definitivo foi uma pesquisa apresentada no Congresso Americano de Cardiologia de 2019. Essa grande pesquisa, apelidada de ISCHEMIA, foi financiada pelo governo norte-americano e consumiu 100 milhões de dólares.

Durante cinco anos, um grupo de quase cinco mil pessoas, portadoras de gravíssimas obstruções (80% a 90%) em vasos sanguíneos que irrigam o coração, foi acompanhado após metade de o grupo ter sido submetida à cirurgia e a outra metade ter permanecido em tratamento apenas com medicamentos rotineiramente utilizados há muitos anos pelos cardiologistas clínicos de todas as partes do mundo.

Resultado: após cinco anos de acompanhamento, não houve nenhuma diferença na mortalidade entre os tratamentos. Essa pesquisa esconde uma realidade ainda mais decepcionante para o tratamento com cirurgia cardíaca: apenas os melhores centros de cirurgia do planeta foram escolhidos para participarem da pesquisa, ao passo que os medicamentos utilizados são rotineiramente prescritos em qualquer pequena cidade do mundo. Ou seja, a verdadeira conclusão é que nem mesmo os melhores centros de cirurgia cardíaca do planeta conseguem ser melhores do que um simples tratamento clínico para melhorar a expectativa de vida de pacientes que possuem vasos sanguíneos do coração gravemente comprometidos.

Existem exceções em que os pacientes podem se beneficiar da cirurgia, mas, na esmagadora maioria dos casos, as pessoas portadoras de angina, desde que estejam estáveis, podem ser tratadas sem cirurgias.

É importantíssimo ressaltar que pacientes que chegam durante as primeiras horas de um infarto ao hospital devem ser tratados agressivamente com *stents* e cirurgia cardíaca. Nesses casos, não há discussão sobre os benefícios do implante de *stents*.

Várias pesquisas realizadas anteriormente já haviam mostrado que pessoas com graves entupimentos crônicos de vasos sanguíneos podem ser tratadas sem necessidade de stents e cirurgias cardíacas. Uma dessas pesquisas marcantes, publicadas em 2008, teve o sugestivo nome de COURAGE, ou seja, coragem.

Alguns medicamentos podem ajudar bastante, mas as mudanças de hábitos de vida podem desobstruir vasos sanguíneos.

Podemos citar como exemplo as pesquisas realizadas pela equipe do professor da Universidade de São Francisco, na Califórnia, Dean Ornish.

No início dos anos 1990, o Dr. Dean Ornish reuniu um grupo de pacientes portadores de graves entupimentos de vasos sanguíneos que irrigam o coração, evidenciados por cateterismo cardíaco, e os motivou a praticar mudanças de estilo de vida, como parte do tratamento médico.

Metade desses pacientes – que chamaremos "Grupo A" – mudou radicalmente o estilo de vida:

- Tornaram-se praticamente vegetarianos e eliminaram alimentos não naturais.
- Reduziram dramaticamente o consumo de gorduras visíveis dos alimentos.
- Carnes e comidas processadas ricas em sal, gordura e açúcar foram praticamente abolidas.
- Pararam de fumar.
- Começaram a praticar exercícios físicos moderados.
- Começaram a meditar.
- Fizeram treinamento para reduzir o estresse.
- Reduziram o isolamento social, participando de grupos de apoio social.

O outro grupo controle – que chamaremos aqui de "Grupo B" – adotou a dieta padrão da Sociedade Americana de Cardiologia, prescrita por médicos e nutricionistas.

Em poucos meses, 100% dos pacientes que mudaram radicalmente o estilo de vida melhoraram os sintomas de dor no peito e cansaço ao esforço. Esse achado por si só já é fabuloso, uma vez que a qualidade de vida melhorou muito.

Mas os resultados foram muito além. Todos os pacientes foram submetidos a um novo estudo dos vasos sanguíneos um ano depois e os resultados para o Grupo A – que mudaram radicalmente o estilo de vida – foram não apenas fabulosos, mas até inacreditáveis:

- 82% dos pacientes dos pacientes que mudaram drasticamente suas maneiras de viver regrediram substancialmente o grau de obstrução dos seus vasos sanguíneos do coração. As placas inflamadas, existentes dentro dos vasos sanguíneos desses pacientes, cicatrizaram. A doença foi revertida e seus riscos de desencadeamento de infartos e derrames cerebrais se tornaram extremamente baixos.

A má notícia é que o grupo de pacientes que fez mudanças triviais teve suas lesões agravadas.

Esse estudo foi publicado na revista científica *The Lancet* com o nome de *Lifestyle Heart Trial*.

É digno de nota que quando o Dr. Ornish coordenou essa pesquisa não havia ainda os tratamentos existentes hoje em dia. Esses pacientes não fizeram, por exemplo, uso de medicamentos redutores de colesterol.

Hoje, o tratamento concebido pela equipe do Dr. Ornish é amplamente realizado nos Estados Unidos e inclusive é reembolsado pelas empresas de seguro de saúde.

Depois desse estudo, o Dr. Ornish coordenou outro estudo publicado na revista *JAMA*, que contemplou pacientes portadores de câncer de próstata inicial. Os pacientes foram tratados com as mesmas mudanças radicais no estilo de vida, incluindo uma mudança alimentar radical. Os resultados foram inacreditáveis: 100% dos pacientes foram curados.

Diversos estudos têm confirmado que cânceres de mama, intestino e próstata podem ser curados apenas com mudanças radicais de estilo de vida.

Diversas pesquisas confirmam que um programa de mudança de estilo de vida bem realizado pode reverter uma série de outras doenças crônicas:

- Diabetes tipo 2.
- Pressão alta.
- Depressão.
- Ansiedade.

- Obesidade.
- Níveis elevados de colesterol.
- Algumas doenças autoimunes.
- Doenças neurodegenerativas, como Alzheimer e outras formas de demências, em suas fases iniciais.

Pense nisso: quando o nosso organismo está lutando contra a inflamação crônica, ele reúne energia apenas para tentar continuar sobrevivendo. Quando eliminamos a inflamação, ele pode finalmente florescer.

PARTE II

Eliminando os nove pecados e criando as nove virtudes para uma vida longa e saudável

21

Virtude 1

Pratique atividade física

Atenção: essa é a estratégia mais eficiente para reverter o envelhecimento provocado pela obesidade osteosarcopênica.

Até recentemente, o pensamento corrente era que apenas algumas glândulas do corpo eram capazes de produzir hormônios. Os músculos eram considerados somente um aglomerado de tecido especializado em dar sustentação e mobilidade ao corpo, mas, nos últimos vinte anos, os pesquisadores descobriram que os músculos também produzem hormônios. Ainda não sabemos quantos são produzidos, mas já foram reconhecidos pelo menos 180 diferentes hormônios.

Em seu conjunto, esses hormônios são chamados de miocinas. Eles são capazes de agir no próprio músculo, estimulando o crescimento de novas células musculares e a distância, agindo sobre os diversos órgãos do corpo.

Um exemplo de miocinas é a isoleucina-6.

É importante que você saiba que existem dois tipos de isoleucina-6: aquela produzida pelo músculo e outra produzida pelo tecido gorduroso. Apesar de gêmeas idênticas, elas agem de formas muito diferentes no organismo. A interleucina 6 produzida pelo pela gordura abdominal promove lesão e inflamação disseminada, enquanto a interleucina-6 produzida pelo músculo apresenta funções anti-inflamatórias protetoras.

A isoleucina-6 produzida pelos músculos age no tecido gorduroso, estimulando as células que estocam gordura a consumirem o seu próprio estoque de gordura.

A interleucina-6 também reduz diretamente a inflamação do tecido gorduroso.

Outra miocina que também age consumindo os estoques de gordura é a miocina chamada de Interleucina-15.

A miocina BDNF age nos próprios músculos, promovendo a regeneração muscular. Ou seja, depois que fazemos exercício, o próprio músculo produz BDNF, que promove a cicatrização e o crescimento muscular.

A miocina irisina age no próprio músculo, estimulando o seu crescimento. Age também na célula que deposita gordura, estimulando a transformação da gordura branca – que armazena gordura – em gordura marrom, que consome gordura. Como resultado, a irisina reduz os estoques de gordura corporal.

A irisina é capaz de viajar até o cérebro e promover a formação de células cerebrais, protegendo diretamente as células do cérebro de substâncias promotoras da doença de Alzheimer.

Outra função primordial da irisina é a de melhorar a qualidade da insulina produzida pelo pâncreas, protegendo as células do cérebro dos efeitos tóxicos da insulina de má qualidade.

Não somos ratos, mas somos parecidos. As pesquisas com ratos mostram os efeitos milagrosos da irisina. Ratos com lesões típicas de Alzheimer e déficit significativo de memória que recebem injeções de irisina ou que são submetidos a atividade física intensa o suficiente para liberar irisina melhoram a memória. Quando os níveis de irisina baixam, o déficit de memória volta a piorar.

Além das miocinas, a contração muscular estimula a produção de outros hormônios que promovem o crescimento do corpo.

O estrogênio é um hormônio predominante nas mulheres, que estimula o crescimento dos músculos e ossos e proporciona a redução da gordura depositada no abdômen. Nas mulheres, após a menopausa, existe uma redução natural na produção desse hormônio, aumentando os riscos de osteoporose e atrofia muscular (sarcopenia).

Uma pesquisa, publicada em 2010, realizada por Kishiko Ogawa com 21 mulheres octogenárias, submetidas a 12 semanas de exercício de resistência – apenas uma sessão por semana – mostrou resultados extraordinários: diminuição de 10 mmHg nos níveis de pressão sanguínea máxima, redução dos marcadores de inflamação (PCR de alta sensibilidade e TNF Alfa), redução dos níveis de insulina e ganho de força muscular.

No caso dos homens, o hormônio que faz o papel de estimular o crescimento muscular e reduzir a gordura abdominal é a testosterona. Os homens também reduzem gradativamente a produção de testosterona após os 30 anos de idade, mas o sedentarismo acelera esse processo, ao reduzir fortemente a produção de testosterona, enquanto algumas pesquisas mostram que a musculação e as corridas aumentam os níveis de testosterona em até 20% em curto espaço de tempo.

Como fazer os músculos produzirem mais miocinas?

Caminhada, corrida, ciclismo são importantes redutores de riscos de doenças e promotores de saúde, mas, quando o assunto é produção de miocinas, a musculação é de longe a principal indutora da produção de uma grande variedade desses hormônios. Portanto, a musculação é mais eficiente para reduzir a inflamação, doenças crônicas e envelhecimento do que o chamado exercício isotônico (caminhada, bicicleta, esteira). Mas, entre o excelente e o maravilhoso, ficamos com os dois.

O mundo ideal: 150 minutos a 300 minutos por semana de caminhada ou 75 a 150 minutos de corrida por semana, associada a 60 minutos a 120 minutos de musculação por semana.

Por promover o crescimento dos músculos por meio da estimulação de miocinas e hormônios de crescimento, a musculação é chamada de "construtora de corpo".

A musculação aumenta a força muscular. E força muscular é sinônimo de juventude.

Quanto maior a força, maior a vitalidade, a disposição e a saúde geral. Para caminharmos com mais facilidade, precisamos de força muscular.

Músculos fortes prendem as articulações. Músculos fracos tornam as articulações instáveis. A musculação fortalece os músculos, que prendem as articulações e, assim, reduzem a instabilidade e as dores da coluna e de outras articulações, mesmo que elas estejam acometidas pelo processo de inflamação crônica.

E quanto à segurança? Por ser um exercício orientado, a musculação é até mais segura do que a prática de caminhadas intensas e corridas. Musculação feita com repetições mais lentas e com menores cargas aumentam muito pouco a pressão sanguínea e o esforço do coração durante a sua realização. E mais: pesquisas realizadas nos últimos anos mostraram que a musculação feita com cargas mais leves e repetições mais lentas é muito eficaz para reduzir, a médio prazo, os níveis de pressão arterial. Ou seja, a musculação é uma estratégia segura e eficaz para combater a pressão alta.

Ao aumentar a força muscular, a musculação ajuda a reduzir o esforço para caminhadas e atividades do dia a dia. Assim, um dos efeitos positivos da musculação é reduzir os riscos cardíacos no dia a dia, uma vez que pessoas que fazem musculação são mais fortes e precisam aumentar muito menos a pressão sanguínea e o esforço do coração para fazer suas atividades diárias.

Mesmo que você tenha 80 anos ou mais, comece a fazer exercícios agora.

Uma pesquisa publicada em 2013, realizada com dez jovens de 23 anos, saudáveis e com peso corporal normal, mostrou que uma semana deitado em uma cama, simulando uma internação hospitalar, provoca uma perda de 1,4 kg de massa muscular, além de aumento nos níveis de insulina e piora na sua qualidade. Imagine o que o mesmo período de repouso em idosos pode fazer.

Uma metanálise publicada na revista *Medicine & Science In Sport & Exercise (MSSE)* analisou 49 estudos de homens com idades entre 50 e 83 anos submetidos a cargas progressivas de exercício. Os resultados mostraram um aumento significativo de massa muscular mesmo nos indivíduos octogenários.

A conclusão libertadora dessa metanálise é que, mesmo em idades muito avançadas, nós podemos rejuvenescer com exercícios.

Por que o exercício físico é obrigatório para reverter a obesidade sarcopênica?

Quando privamos os nossos corpos de alimentos, a nossa inteligência biológica central reajusta o gasto de energia dos nossos órgãos para um valor mais baixo. Os músculos são ajustados para se tornarem menores e menos resistentes aos esforços; funções cerebrais não essenciais à vida, como alegria e prazer, são reduzidas para preservar funções essenciais, como controle de pressão sanguínea e temperatura corporal. Esses reajustes nos permitem continuar sobrevivendo com um menor suprimento de energia.

Por essa razão, é mais fácil perder peso no início de uma redução de ingestão de calorias, mas muito mais difícil continuar perdendo depois de um tempo.

Quando nos tornamos fisicamente ativos, nossa inteligência biológica reajusta para cima o gasto de energia dos nossos órgãos. Funções cerebrais como alegria, prazer, memória são reativadas; músculos podem ser remodelados para crescer; novas células ósseas podem brotar para compensar a perda de células ósseas em fim de vida.

Essa informação é tão importante que vou repeti-la: 150 a 300 minutos por semana de caminhada ou 75 a 150 minutos de corrida por semana, associado a 60 a 120 minutos de musculação por semana, é o mundo ideal da atividade física.

Se você não pode fazer musculação, mas está disposto a caminhar, quantos passos ao dia são suficientes para nos tornarmos saudáveis?

Ande 10 mil passos por dia. Esse tem sido o mantra receitado por especialistas em saúde ao longo de muitos anos. Mas esse número surgiu de uma campanha de marketing de uma empresa japonesa produtora de aparelhos de medir passos chamados de pedômetros e que nunca foi baseada em pesquisas. Interessante é que uma pesquisa realizada pelos pesquisadores da Universidade de Massachusetts Amherst, publicada na revista *JAMA Network Open,* em 2021, com 2.100 pessoas de ambos os sexos, entre 38 e 50 anos de idade, ao longo de 11 anos, mostrou que aqueles que andam entre 7 mil passos ao dia e 10 mil passos ao dia reduzem os riscos de morte prematura em 50% a 70% em comparação aos de meia-idade que andam menos de 7 mil passos ao dia. Portanto, essa pesquisa mostrou que aqueles que caminham entre 7 mil passos ao dia e 10 mil passos ao dia se beneficiam muito mais do que aqueles que caminham menos de 7 mil passos ao dia. Assim, aumentar de 4 mil para 10 mil passos ao dia diminui em muito os riscos de mortes por todas as causas.

Aumentar para mais de 7 mil, chegando a 10 mil passos, acrescenta reduções significativas de risco de morte precoce. Evidentemente, se você tem o hábito de andar mais de 10 mil passos ao dia, não reduza suas atividades, pois você só tem a ganhar caminhando mais e nada a perder.

A Sardenha é uma ilha da Itália cujos moradores pastoreiam ovelhas e mantêm o estilo de vida da Idade do Bronze, ou seja, de mais de cinco mil anos. E são exatamente essas regiões da Sardenha que abrigam percentualmente o maior número de centenários do planeta.

Geani Pes, um pesquisador italiano que estudou o estilo de vida de mais de 200 homens centenários que viviam em diversas regiões da Sardenha, chegou à conclusão de que a atividade pastoril – que exige longas caminhadas diárias ao longo de muitos anos – tinha a mais potente correlação com o sucesso de passar dos 100 anos.

Mas se você não consegue caminhar como um caçador coletor, ou mesmo como um habitante da Sardenha, e só tem tempo para caminhar uns 150 minutos por semana, tudo bem, pois, mesmo esses poucos minutos semanais de caminhada já reduzem significativamente os riscos de doenças cardiovasculares. E mais: até mesmo 75 minutos semanais de atividades físicas mais intensas são suficientes para reduzir os riscos de doenças crônicas.

Quanto mais ativo fisicamente você se torna, mais saudável você se torna

Além de ser um método muito útil para estratificar riscos de desenvolvimento de infarto futuro, o teste ergométrico é um método preciso para medir a capacidade cardiorrespiratória.

Diversos estudos demonstraram que existe uma associação inversa entre a capacidade de esforço (aptidão cardiorrespiratória máxima atingida) e doenças cardiovasculares e mortalidade por todas as causas.

O teste ergométrico é o método padrão ouro para avaliar a capacidade máxima que o organismo de uma pessoa tem de absorver o oxigênio do ar inspirado e transportá-lo pelo sangue e utilizá-lo pelo músculo para gerar trabalho; ou seja, é o método ideal para medir a capacidade cardiorrespiratória, que é relatado no teste ergométrico como MET.

Dados de uma metanálise (reunião de estudos científicos), que envolveu 33 estudos científicos e 102.980 participantes, mostrou que uma melhor capacidade cardiorrespiratória estava correlacionada com uma menor taxa de doenças cardíacas e menor mortalidade por todas as causas. Os participantes foram categorizados como "capacidade cardiorrespiratória baixa" se alcançassem menos de 7,9 MET; "capacidade intermediária" se alcançassem entre 7,9 e 10,9 MET; e "capacidade cardiorrespiratória alta" se alcançassem acima de 10,9 MET.

Essa compilação de dados de pesquisas concluiu que pessoas que alcançaram uma capacidade cardiorrespiratória acima de 7,9 MET tiveram taxas de doenças cardíacas e mortes por todas as causas significativamente menores do que aqueles que alcançaram menos de 7,9 MET.

Para cada 1 MET a mais alcançado ocorreu um decréscimo de 15% no índice de doenças cardíacas e 13% no índice de morte por todas as causas.

Quando foi avaliada a capacidade cardiorrespiratória de acordo com a faixa etária, os níveis mínimos de capacidade de esforço que estão associados às taxas de eventos evitáveis mais baixas para homens e mulheres foram respectivamente 9 para homens e 7 para mulheres aos 40 anos; 8 MET para homens e 6 para mulheres aos 50 anos e 7 MET para homens e 5 para mulheres aos 60 anos.

> Para pensar: a baixa tolerância ao esforço está associada à maior incidência de morte por doenças cardíacas e morte por todas as causas. A maior capacidade aeróbica está associada à maior longevidade.

Acumular gordura é envelhecer e adoecer. Não fazer exercícios é envelhecer e adoecer.

As doenças crônicas e o próprio processo de envelhecimento podem ser evitados e, quando presentes, podem ser retardados e mesmo revertidos com mudanças simples de estilo de vida, baratas, acessíveis a todos.

Entre 1 e 10, qual nota você se dá no quesito atividade física?

🏃	🏃	🏃	🏃	🏃	🏃	🏃	🏃	🏃	🏃
1	2	3	4	5	6	7	8	9	10

Se você não começou ainda, se dê de presente um tênis, uma camiseta e um desses relógios que possuem dispositivos para contar passos diários e comece hoje mesmo. Você merece.

Deixe o tênis e a camiseta sempre próximos do seu campo de visão e dê uma olhada no seu número de passos todos os dias. Aumentar meros mil passos por dia pode fazer grande diferença.

22

Virtude 2

Alimentação natural baseada em plantas

Comece recuperando a sua flora intestinal

Tenho consciência sobre o quanto é difícil para nós mudarmos velhas crenças, preconceitos, hábitos. Acreditar que a chave da nossa saúde física e mental está na saúde das nossas fezes é realmente difícil. Mas, confie em mim, a ciência bem-feita já provou, faz tempo, que para melhorar nossa saúde física e mental, e também para reverter doenças crônicas, temos que começar por recuperar a saúde da nossa flora intestinal. Esse é um pré-requisito.

Relembrando:

- Mais de 80% do nosso sistema de defesa reside no intestino.
- Nossas bactérias intestinais são parte fundamental do nosso sistema imunológico.
- A inflamação intestinal provoca o adoecimento da nossa flora intestinal e do nosso sistema imunológico.

A conclusão óbvia é que, para curarmos o nosso sistema imunológico e prevenir e reverter doenças crônicas, a nossa primeira estratégia deve ser a retirada dos agressores que matam nossas bactérias intestinais e inflamam os nossos intestinos.

Caso seja intolerante ao trigo e ao leite, elimine-os da sua vida.

Aprenda a conhecer o seu organismo; caso você desconfie de que seja intolerante a algum outro alimento, faça o desafio dos 45 dias; caso realmente seja intolerante a ele, elimine-o.

Todos os produtos processados são agressores da nossa flora intestinal. Coma o mínimo possível desses aglomerados de substâncias maléficas.

Introduza na sua dieta alimentos vegetais naturais que curam a inflamação dos nossos intestinos e restauram a saúde da nossa flora intestinal.

Nosso metabolismo é regulado pelas nossas bactérias intestinais. Pesquisas científicas mais recentes não deixam dúvidas de que a obesidade e o diabetes são em grande parte decorrentes de flora intestinal doente. Médicos e pacientes sabem que para nos mantermos magros, com níveis de insulina e glicose baixos, pouco adianta sofrermos com as dietas da última moda. Os estudos de vida real mostram que até podemos conseguir emagrecer no início, mas, em pouco tempo, voltamos a engordar novamente.

Por incrível que possa parecer, poucas semanas após a cirurgia de redução do estômago (cirurgia bariátrica), a flora intestinal dos pacientes submetidos a essa cirurgia muda para um estado mais saudável. Os pesquisadores não têm dúvidas de que esse é um dos motivos principais para o sucesso dessa cirurgia.

Ainda tem as questões da nossa genética, que não vou repetir aqui, para não ficar cansativo para você.

Quais plantas? Todas aquelas que não lhe causem desconforto intestinal.

Existe uma planta mágica, superior? Não. Vimos que alguns alimentos como alho, cebola e mandioca são ótimos prebióticos, mas todas as plantas são especiais na mesma medida. Apenas varie bastante. Quanto mais colorido o prato, melhor.

Quanto de plantas por dia? Um importante estudo científico, *PURE*, mostrou que obtemos um benefício significativo ingerindo cerca de 400 g de frutas e verduras ao dia. No total, contando com os grãos, as castanhas, devemos ingerir cerca de 800 g de vegetais ao dia.

Outro grande estudo, *EPIC-OXFORD*, mostrou que os benefícios são mais significativos quando ingerimos vegetais crus. Além disso:

- Tome antibióticos somente quando muito necessário, são capazes de adoecer e matar a nossa flora abdominal.
- Evite água clorada e fluoretada.
- Evite contato com sabões antibacterianos.
- Evite alimentos produzidos com agrotóxicos. Mas jamais caia no conto da carochinha de que não vale a pena comer frutas e verduras porque estão todas contaminadas com agrotóxicos.

Constantemente, escuto esta afirmação: "Está tudo contaminado mesmo, seja alimento processado ou natural".

Afinal, o que a ciência tem a dizer sobre os pesticidas existentes nos alimentos vegetais? Cientistas respeitados, que dedicaram muitos anos de suas vidas em pesquisar a relação entre os vegetais produzidos com o uso de pesticidas e câncer, não encontraram correlação entre o consumo desses alimentos e a maior incidência de câncer.

Apesar do temor geral, a verdade é que não existem evidências científicas de que o consumo de alimentos vegetais produzidos com o uso de pesticidas possa ser perigoso. Alguns cientistas acreditam que possa haver uma correlação fraca entre pesticidas e doenças.

De qualquer forma, é óbvio que a preocupação é justificada e que o cuidado é sempre recomendado. Mas seria irracional reduzirmos o consumo de vegetais por esse motivo.

As pesquisas científicas mostram de forma inequívoca que há uma menor incidência de doenças entre aqueles que consomem uma grande variedade de vegetais e todos esses estudos foram feitos com pessoas que ingeriam alimentos cultivados de modo convencional, não orgânico.

Alguns alimentos retêm maiores concentrações de agrotóxicos: morango, maçãs, pêssego, abacaxi, pimentões, mirtilos, cerejas, batatas.

Infelizmente, carnes (boi, porco, frangos e peixes) e laticínios retêm muito mais produtos tóxicos do que os alimentos vegetais. Não se esqueça de que animais comem alimentos contaminados e que os resíduos são depositados em suas carnes, principalmente nas gorduras.

Jamais se esqueça de que os produtos verdadeiramente contaminados são os produtos processados, enganosamente chamados de alimentos.

Alguns cuidados são úteis no preparo de alimentos:

- Lavar os alimentos apenas com água já retira 20% a 25% dos pesticidas.
- É evidente que descascar e lavar os alimentos reduz em muito as concentrações de agrotóxicos presentes nos vegetais.
- Descascar as batatas, cortando fundo, antes de cozinhá-las. Isso reduz os riscos de contaminação.
- Descartar folhas externas de repolhos, alfaces e outros folhosos produz efeitos semelhantes.
- Lave o arroz. Atualmente o arroz é irrigado com águas de subsolo, ricas em arsênico. Além do mais, outros elementos pesados e microplásticos contaminam esse alimento. Lavá-lo antes do preparo retira muito desses produtos tóxicos. Ah! Arroz integral é muito mais carregado de arsênico do que o arroz branco.

Coma sementes de plantas

As plantas surgiram há prováveis 600 milhões de anos. Ao longo de todo esse tempo, tiveram que conviver e se adaptar a calor, frio, queimadas, vulcões e todo tipo de intempéries naturais. E, por não possuírem pernas ou asas para fugir dos inimigos, tiveram de desenvolver um sistema de defesa imunológico muito mais eficiente que o nosso. São capazes de enfrentar todo o tipo de fungos, vírus, bactérias e insetos invasores; também são capazes de consertar células estragadas e matar células cancerígenas. Podem ainda inativar substâncias tóxicas, como a poluição do ar e os agrotóxicos.

Por que as plantas teriam interesse em nos ajudar?

A maioria das plantas que nós comemos (por exemplo, a couve, a alface, o milho, tomates e tantas outras) não consegue mais viver sem a ajuda do ser humano. Então, foi desenvolvida uma espetacular relação de cooperação entre homens e plantas, chamadas de mutualismo.

Nós as cultivamos e elas nos fornecem bilhões de moléculas que protegem nossas células. É isso mesmo que você leu! São bilhões de moléculas protetoras e não apenas aquelas vitaminas apelidadas com algumas letrinhas do alfabeto (A, B, C, D). No caso das plantas, as vitaminas vão de A ao zilhão.

Veja o caso dos flavonoides, existem mais de quatro mil variedades já conhecidas e deve existir muito e muito mais. Quando falamos em betacaroteno, estamos nos referindo a mais de 200 variedades conhecidas. Quanto aos glucosinolatos, presentes em brócolis e vegetais crucíferos em geral, são conhecidas 120 espécies. Existem mais de 40 espécies de vitamina K.

Não perca seu tempo decorando nomes difíceis dados para essas moléculas maravilhosas, apenas tenha em mente que devemos comer não apenas uma grande quantidade, mas também grande variedade de plantas.

Coma sementes e, não, cascas de vegetais. As cascas são pobres em nutrientes e retêm agrotóxicos. As plantas precisam garantir a sobrevivência das suas próximas gerações e a sobrevivência depende de suas sementes. Por esse motivo, elas enriquecem as sementes com fitoquímicos, antibióticos naturais, antivirais, antifúngicos, vitaminas e antioxidantes para protegê-las dos inimigos.

Quando ingerimos as sementes comestíveis, recebemos todas essas moléculas protetoras, que funcionam nos nossos organismos como anti-inflamatórios, anticancerígenos, antienvelhecedores e fortalecedores dos nossos sistemas imunológicos.

Algumas das sementes que valem a pena ser ingeridas: melancia, abóbora, quiabo, linhaça, quinoa, uva, berinjela, pimentão e todas aquelas que não sejam muito duras, cortantes ou amargas.

Diversas pesquisas mostram que, dentre muitos outros efeitos positivos para a nossa saúde, diversos fitoquímicos produzidos pelas plantas são capazes de bloquear a formação de vasos sanguíneos que alimentam tumores cancerígenos. Pense nesta informação fantástica: fitoquímicos presentes em frutas e verduras são capazes de matar tumores cancerígenos de fome.

Não se deixe enganar! Somente as plantas são capazes de produzir fitoquímicos, vitaminas, antioxidantes, anticancerígenos, anti-inflamatório e antienvelhecedores.

Restrinja a ingestão de partes comestíveis dos animais

Leite

O leite contém um açúcar denominado lactose, esse açúcar é um dissacarídeo composto de uma molécula de glicose e outra de galactose. O nosso organismo só aceita receber as moléculas individualizadas, ou seja, o organismo humano necessita separar a lactose em glicose e galactose para, só então, poder absorver uma molécula de cada vez. Em dupla, nenhuma molécula pode entrar no nosso corpo, seja ela de proteína, gordura ou açúcar. Por esse motivo, o nosso organismo produz enzimas que separam moléculas de proteínas, gorduras e de açúcares. No caso do leite, o organismo humano produz a lactase, que digere a lactose em glicose e galactose.

Até há cerca de dez mil anos, as mulheres amamentavam seus filhos até os seis anos de idade e então todos os organismos humanos perdiam a capacidade de produzir a lactase após essa idade, pois, nessa época, ninguém escravizava vaquinhas para roubar-lhes o leite. Quando começamos a escravizar vaquinhas, crianças até os seis anos digeriam bem o leite, mas depois dessa idade perdiam a tolerância ao leite. De maneira extraordinária, em, pelo menos, cinco regiões do planeta, nos últimos milhares de anos, surgiram, espontaneamente, genes nos organismos de grupos de pessoas – que se tornaram tolerantes ao leite.

Hoje a maioria da população mundial possui o gene da lactase. Aqueles que não são portadores de genes produtores de lactose são intolerantes ao leite e, como vimos, o leite promove inflamação crônica nesse grupo de pessoas. Existe ainda um grupo de pessoas que é intolerante à caseína, uma proteína do leite.

Aqueles que não possuem intolerância à lactose, não têm motivos para eliminar leite. Mas, como todas as proteínas animais, o leite deve ser ingerido com moderação.

Ovos

Já foi considerado um alimento totalmente desaconselhado por prestigiosas sociedades médicas, por exemplo, a Sociedade Americana de Cardiologia. O motivo alegado foi a quantidade de colesterol presente na gema do ovo. Mas, conforme já relatei, nos últimos anos, a Sociedade Americana de Cardiologia simplesmente aboliu a recomendação de dieta para restringir a ingestão de colesterol e o ovo ganhou novamente o status de alimento nutritivo e importante.

Um estudo realizado por H. A. Kahn et *al.*, publicado no *American Journal of Epidemiology*, em 1984, que examinou a associação entre mortalidade por todas as causas e a frequência de consumo de 28 alimentos específicos, entre 27.530 membros da Igreja Adventista do Sétimo Dia da Califórnia, ao longo de 21 anos, mostrou uma associação entre maior consumo de ovos e carnes e maior mortalidade por todas as causas.

Esse mesmo estudo mostrou uma associação forte entre maior consumo de saladas frescas e menor mortalidade por todas as causas. Mas existe uma certa unanimidade de que um ovo ao dia é seguro e nutritivo. Aconselho obediência à regra da ingestão de apenas 10% de calorias provenientes de animais e 90% das calorias provenientes de vegetais.

Carnes

Ao longo de milhões de anos, a carne tem sido um importante componente da nossa alimentação. A sua ingestão teve algum papel no desenvolvimento dos nossos organismos. Entretanto, os animais da natureza nunca foram caçados facilmente, sempre se alimentaram naturalmente e não ficavam confinados em granjas se alimentando de rações pobres em nutrientes e ricas em calorias, que os fazem acumular excessos de gorduras.

Os vegetarianos, em geral, têm saúde melhor do que aqueles que ingerem carnes.

Estudos consistentes têm relacionado – de maneira incontestável – uma maior ingestão de carnes vermelhas à maior incidência de câncer.

Vegetarianos têm menores riscos de morte geral e menores riscos de derrames cerebral e infarto do coração.

Os estudos mostram que devemos limitar nossa ingestão de proteínas a não mais que 1 g a 0,8 g de proteína por quilograma de peso por dia. Para pessoas acima de 65 anos, é recomendada uma ingestão um pouco maior de proteínas (1,2 g de proteína por quilograma de peso por dia). Estudos mostram que abóboras, milho e feijão, associados, nos fornecem todas as fontes de proteínas que precisamos.

O importante estudo EPIC Oxford, publicado na revista *BMC Medicine*, em novembro de 2020, comparou a incidência de fraturas ósseas (quadril) entre veganos, vegetarianos e comedores de peixes e carnívoros. Segundo os dados deste estudo, os veganos e vegetarianos apresentam mais riscos de fraturas do que os comedores de peixes e carnívoros, mas, mesmo os comedores de peixe ainda apresentam riscos maiores de fraturas quando comparados com pessoas que comem carne. Os veganos também apresentam maior incidência de hemorragia cerebral.

Nada em biologia é simples. Mas temos que pensar sempre nas nossas origens e no estilo de vida que temos adotado ao longo dos milênios.

Quanto podemos comer de carne, afinal?

Pesquisas mostram que o consumo de 23 g de carne vermelha ao dia é seguro e nutritivo.

Particularmente, escolhi eliminar leite e derivados (sou intolerante a leite e trigo) e comer cerca de 100 g de carne uma ou duas vezes por semana. Além disso, procuro me manter sem carnes por períodos de semanas e até meses. Levo em consideração o fato de os veganos apresentarem carência de vitamina B12 e maiores riscos de osteoporose e hemorragia cerebral e de os vegetarianos não estarem isentos de deficiência de vitamina B12.

Dietas ricas em proteínas são venenosas

Apesar de alguns médicos e especialistas em nutrição recomendarem dietas ricas em proteínas – um equívoco mortal –, uma dieta com teor maior do que 40% de proteínas é extremamente tóxica; acima de 50% pode resultar em morte em poucas semanas.

Vimos que o exame de sangue chamado PCR de alta sensibilidade é uma boa maneira de medir níveis de inflamação no organismo.

Pesquisadores dosaram os níveis de PCR de alta sensibilidade em um grupo de 100 pessoas e, em seguida, as dividiram em dois grupos de 50 pessoas. O grupo A recebeu uma dieta sem carne (vegetariana) e o grupo B recebeu uma dieta padrão recomendada pela Sociedade Americana de Cardiologia. Após apenas oito semanas, o grupo da dieta vegetariana teve uma redução de 32% nos níveis de PCR de alta sensibilidade.

Quanto você pagaria por um medicamento capaz de reduzir a inflamação crônica e como consequência reduzir significativamente os riscos de doenças e morte? Que tal pagar 200 mil dólares anuais para reduzir os riscos de infarto e aumentar os riscos de morte por infecções?

No estudo CANTOS, citado quando estudamos o colesterol, foi dado um medicamento chamado de Canaquinumabe, que custa 200 mil dólares anuais. Em seu melhor resultado, esse medicamento reduziu os níveis da PCR de alta sensibilidade em 37% e, como consequência, protegeu substancialmente os pacientes de serem acometidos por derrame cerebral e infarto. Mas os pacientes que usaram o Canaquinumabe apresentaram um risco substancialmente maior de morrer de infecções e, por esse motivo, ele não é adequado para ser usado mesmo em pessoas de alto risco de derrame e infarto.

A conclusão do estudo CANTOS foi que reduzir o PCR de

alta sensibilidade em cerca de 37% reduz os riscos de infarto e derrame cerebral de forma muito significativa em pessoas de alto risco. Mas observe que apenas oito semanas eliminando carnes já reduziu os níveis de inflamação crônica em 32%. Não vou continuar o raciocínio por receio de ofender a sua inteligência.

Reduzir proteína animal não reduz a imunidade; ao contrário, aumenta a imunidade e reduz os riscos inclusive de câncer, como já citado!

Por todos os motivos, adote a dieta mediterrânea!

Jamais coma os piores alimentos do mundo

Não tenha dúvidas: as carnes processadas, como presuntos, salsichas, salames, bacon, linguiças, são os piores alimentos do mundo.

De acordo com a Agência Internacional de Pesquisa do Câncer (IARC), que fez uma classificação de substâncias potencialmente cancerígenas, as carnes processadas, o amianto, o cigarro e o álcool são as substâncias com maior poder cancerígeno existentes.

Não faça dieta para "combater o colesterol", mas tenha cuidado com o excesso de gordura animal.

Nos últimos anos, a Sociedade Americana de Cardiologia eliminou as recomendações de dietas restritas ao colesterol. O argumento deles é muito claro: as evidências científicas, obtidas a partir de inúmeras pesquisas científicas, não sustentaram a teoria de que uma dieta rica em colesterol aumenta os riscos de doenças cardíacas. A verdade é que, quando ingerimos pouco colesterol na dieta, o nosso corpo produz mais colesterol e o contrário é verdadeiro. Ou seja, o organismo autorregula a produção de colesterol.

Novas pesquisas mostram que tanto o colesterol LDL quanto o HDL possuem um importante papel como ajudante do nosso sistema imunológico. Assim, qualquer condição que provoque inflamação no nosso organismo resultará em aumento da produção de colesterol pelo organismo. Quando eliminamos os fatores os promotores de inflamação crônica, os nossos organismos começam a produzir menos colesterol.

Evite excesso de gordura animal

Várias pesquisas mostram que o aumento de consumo de gordura animal está associado à piora da função da insulina, além da produção pelo organismo de várias das enzimas promotoras de inflamação já descritas aqui, por exemplo, as citocinas isoleucina-6 e a citocina TNF-alfa. Portanto, o alto consumo de gordura animal aumenta a inflamação crônica.

Dentre os óleos vegetais, qual é o melhor?

Qualquer produto que tenha óleo hidrogenado ou parcialmente hidrogenado tem gordura trans. Não importa que esteja escrito em letras grandes: "Não contém gorduras trans". Óleos de soja, canola e girassol possuem gordura trans.

E aqueles óleos e margarinas que têm inscritos em suas embalagens "0% de gorduras trans"?

Em 1901, o químico alemão Wilhelm Normann descobriu o processo de hidrogenação parcial, o qual transforma óleos vegetais líquidos em gorduras e margarinas e cria gorduras trans como um subproduto, governos e indústria abraçaram de pronto esse novo, barato e revolucionário invento alimentício.

Em 1912, os inventores do processo de hidrogenação foram agraciados com o prêmio Nobel.

Na década de 1980, o professor Walter Willett, autor do

artigo do qual eu copiei sem constrangimentos todos esses dados, demonstrou que mulheres que consumiam dieta rica em gordura trans apresentavam 50% maior risco de morte por doenças cardíacas. Evidências científicas de que gorduras trans são letais foram se acumulando, mas a indústria alimentícia e as autoridades de saúde pública simplesmente ignoraram essas pesquisas. Mas, mais recentemente, finalmente, a agência norte-americana que regula alimentos e medicamentos, a Food and Drug Administration (FDA), recomendou, preliminarmente, a retirada total de gorduras trans dos alimentos.

A situação da gordura trans no Brasil

Para evitar mal-entendidos, copiei e colei parte da resolução da ANVISA que regulamenta a rotulagem da gordura trans.

> *Ministério da Saúde Agência Nacional de Vigilância Sanitária Resolução – RDC Nº 360, DE 23 DE DEZEMBRO DE 2003.2.7.4. Gorduras trans: são os triglicerídeos que contêm ácidos graxos insaturados com uma ou mais dupla ligação trans, expressos como ácidos graxos livres. (...)*
>
> *2.9 Porção: é a quantidade média do alimento que deveria ser consumida por pessoas sadias, maiores de 36 meses, em cada ocasião de consumo, com a finalidade de promover uma alimentação saudável. (...)*
>
> *3.4.3.2. A informação nutricional será expressa como "zero" ou "0" ou "não contém" para valor energético e ou nutrientes quando o alimento contiver quantidades menores ou iguais às estabelecidas como "não significativas" de acordo com a Tabela seguinte: <u>Gorduras totais (*) Menor ou igual a 0,5 g. Gorduras saturadas. Menor ou igual a 0,2 g. Gorduras trans menores ou igual a 0,2 g.</u>* ***(*Será declarado como "zero", "0" ou "não contém" quando a quantidade de gorduras totais, gorduras saturadas e gorduras trans atendam a condição de quantidades não significativas e nenhum outro tipo de gordura seja declarado com quantidades superiores a zero.)***

3.5. Tolerância.

3.5.1. Será admitida uma tolerância de + 20% com relação aos valores de nutrientes declarados no rótulo.

Avaliei os rótulos das margarinas mais vendidas no mercado. Todas adotam 10 g como modelo de porção. Portanto, pelas regras da ANVISA, onde se lê zero ou "0" pode haver 0,2 g e mais 20% de 0,2 g para cada 10 g ingeridas por você.

Vivemos uma realidade quântica, em que a matemática pode variar conforme as circunstâncias. Não seria mais simples colocar quantidade menor que 0,2 g por porção de 10 g?

A ANVISA esclarece que adota esse método por dificuldades técnicas no processo de aferição. Segundo a agência, os critérios usados no Brasil estão entre os mais rigorosos do mundo. A gordura trans foi abolida na Dinamarca há mais de uma década.

Lembre-se de que qualquer produto que tenha óleo hidrogenado ou parcialmente hidrogenado tem gordura trans. Não importa que esteja escrito em letras grandes: "Não contém gorduras trans".

A verdade sobre os óleos vegetais

Os óleos vegetais hidrogenados – canola, soja, algodão, girassol- passam por uma série de processamentos, refino, retirada de odor desagradável e adição de um solvente derivado de petróleo em um desses processos, além do aquecimento em altíssimas temperatura que faz com que o óleo se torne oxidado e lesivo aos nossos organismos. Esses óleos hidrogenados são ricos em uma gordura chamada óleo linoleico que, ao contrário dos ácidos graxos ômega 3, são indutores de inflamação e matadores das nossas bactérias intestinais.

O que as pesquisas mostram:

Uma pesquisa chamada Minnesota Coronary Experiment, realizada entre 1967 e 1973, mostrou que a troca de gordura saturada por óleos resultava em redução nos níveis de colesterol. Mas o que realmente importa é, trocar gordura animal por óleos resulta em redução nos riscos de doenças cardíacas e mortes por todas as causas?

Os pesquisadores alegaram que os dados dessa pesquisa não eram suficientes para responder a essa pergunta. A única que interessa de fato. Mas, em 2016, um grupo de pesquisadores revisou os dados conhecidos e "os esquecidos" deste importante estudo e acrescentaram os dados de outros estudos que também avaliaram a substituição de gordura animal por óleos vegetais hidrogenados. Esta metanálise, que reuniu 9 423 pessoas, mostrou que a dieta a base de óleos vegetais reduz o colesterol, mas essa redução não resulta em redução de riscos de doenças e mortes por todas as causas. E, para complicar, os dados sugeriram fortemente que, no grupo de pessoas acima de 65 anos, a redução de 30% nos níveis de colesterol resultou em aumento significativo de 35% nos riscos de mortes por todas as causas.

Uma outra importante pesquisa, Sydney Diet Heart Study – que também teve seus dados dados originais publicados de maneira incompleta- solidifica esses achados.

Por que?...

A gordura animal é boa? Os dados de outras pesquisas mostram que não podemos exagera com gorduras animais.

É bom ter colesterol alto? Muitas pesquisas mostram que não.

Uma conclusão é inequívoca: aderir aos óleos vegetais é uma péssima decisão.

Coma castanhas, nozes, amendoins, abacates ricos em ômega 3

A natureza nos presenteia com o necessário. No livro *A Pré-História da Mente*, o paleontólogo Steven Mithen nos informa que em todas as culturas coletoras de comidas ao redor do mundo as populações antigas tiveram como importante fonte de alimentação as castanhas ricas em gorduras da família do ômega 3.

A verdade é que basta ingerirmos castanhas, nozes, além das folhas, raízes, sementes, abacates para obtermos nossas necessidades diárias das moléculas de gorduras, que, como todas as outras moléculas da vida, devem existir em quantidades adequadas nos nossos organismos.

No estudo PREDMED, realizado com 7.447 participantes, a adição de azeite de oliva ou 30 g de nozes por dia – sem sal – junto de uma dieta mediterrânea foi associada à redução relativa de 30% nos riscos de morte.

O estudo PURE, realizado com 135.000 participantes, mostrou redução de mortes por todas as causas com o aumento do consumo de gordura para cerca de 35% das calorias totais.

Um dado interessante do *PURE* é que quando o consumo de gordura foi trocado por maior consumo de açúcar – principalmente quando o consumo de açúcar ultrapassou o limite de 60% das calorias totais da dieta – os índices de morte aumentaram.

A conclusão é que devemos aumentar o consumo de vegetais ricos em gordura: abacates, azeite de oliva, castanhas, linhaça e nozes.

O azeite de oliva é prensado a frio e assim não sofre processo de oxidação e não sofre com a adição de substancias tóxicas. Pense no azeite de oliva como um suco natural de azeitonas.

O óleo de coco é rico em gordura saturada. Existem muitos detratores e muitos defensores desse óleo. Penso que é melhor usar óleo de coco do que óleos hidrogenados. Mas, nessa briga, fique com o azeite de oliva.

O amendoim é uma exceção. Existem algumas substâncias no amendoim que promovem inflamação no nosso organismo.

Coma raízes cozidas na água, todas elas, sem exceção

Existe o mito de que, ao longo dos últimos milhões de anos, o nosso cérebro se desenvolveu porque a nossa dieta foi predominantemente composta de carne. Mas a verdade é que a caça de animais sempre foi difícil e a nossa dieta sempre foi baseada em plantas e, dentre as plantas, as raízes desde sempre foram as nossas principais fontes alimentares.

A batata-inglesa não é inglesa. Cultivada nos Andes, no Peru, há mais de sete mil anos, a batata foi levada para a Europa pelos colonizadores. E lá se adaptou muito bem a ponto de se tornar o único alimento para 30% dos irlandeses em meados do século XIX. Entre 1845 e 1850, ocorreu uma catástrofe naquele país. Um fungo dizimou as plantações de batata em toda a Europa e, infelizmente, 20% a 25% da população irlandesa morreu em decorrência da desnutrição. Não são necessárias pesquisas feitas por especialistas para mostrar as impressionantes propriedades nutritivas de um alimento capaz de alimentar, mesmo que precariamente, 30% de uma população de um país.

Em Okinawa, Nicoya, Loma Linda, Ikaria e Sardenha estão as chamadas Zonas Azuis do mundo, porque número de pessoas que ultrapassam 100 anos nesses lugares é cerca de dez vezes maior do que nos Estados Unidos.

Todos os habitantes de Okinawa, no Japão, que nasceram entre 1903 e 1914, consumiram até o terço inicial de suas vidas (até 1940) mais de 60% das calorias de um único alimento: o imo, uma batata-doce originária das Américas que chegou em Okinawa há cerca de 400 anos e lá se adaptou muito bem. Pesquisas mostram que, em 1849, o imo respondia por cerca de 67% da ingestão diária em gramas do total da alimentação de uma população, cuja uma porcentagem impressionante de pessoas ultrapassou, e ainda ultrapassa, os 100 anos.

Na península de Nicoya, na Costa Rica, o inhame é um dos pilares da alimentação.

Em Ikaria, uma ilha no mar Egeu, os habitantes comem batatas quase diariamente; as batatas respondem por 9% do total da alimentação consumida.

Pesquisas recentes mostram que batatas, especialmente batatas-doces, em sua versão avermelhada, reduzem a produção de radicais livres no organismo, diminuindo o ritmo de envelhecimento e o desencadeamento de doenças crônicas.

> Atenção: jamais frite batatas, não adicione manteigas, cremes de leite e outros cremes às batatas.

Coma feijões

Os feijões são componentes essenciais da dieta dos povos mais longevos do planeta.

Feijão fradinho é um dos pilares da dieta mediterrânea consumida em Ikaria.

Na Sardenha, na Itália, feijões, favas, grão-de-bico têm um papel crucial na dieta local.

Para os adventistas do Sétimo Dia de Loma Linda, Califórnia, Estados Unidos, os feijões e outras leguminosas, como as ervilhas e lentilhas, contribuem com cerca de 12% do total da ingestão diária dos alimentos, em gramas.

Todos os dias e em quase todas as refeições os habitantes da península de Nicoya comem arroz e feijão. O feijão preto é o preferido do povo que tem o privilégio de comer aquela que é considerada a melhor alimentação do planeta. Os feijões fazem parte da família dos três irmãos agrícolas de Nicoya, junto com o milho e a abóbora. Há mais de cinco mil anos esses três alimentos são a base da dieta desse povo, que é o mais saudável do planeta na meia-idade.

Em Okinawa, os feijões e as favas respondem por 16% da ingestão diária total, em gramas, de alimentos.

Não há um "melhor alimento do mundo". Mas, de todos os alimentos disponíveis, muito provavelmente, os feijões são aqueles que mais contribuem para uma vida longa e saudável. Feijões são um dos alimentos mais ricos em fitoquímicos anticancerígenos e antienvelhecedores.

Frutas são proibidas para pessoas diabéticas?

Nem aqui, nem na China. Um estudo realizado na China entre 2004 e 2007 acompanhou 500 mil pessoas que tinham entre 39 e 70 anos de idade. Nesse estudo epidemiológico, o consumo de frutas foi associado a um risco significativamente menor de desenvolvimento de diabetes. E mais: entre os pacientes que já tinham diabetes em estágio muito avançado, o maior consumo de frutas foi associado a um risco muito menor de morte por qualquer motivo e um risco muito menor de desenvolvimento de complicações decorrentes da doença. Os riscos foram menores em homens, mulheres, populações urbanas e rurais. Enfim, em todos os grupos populacionais.

Para melhorar a pele, coma verduras e frutas

Quando o assunto é beleza, me sinto prejudicado. Nunca fui belo e não tenho nenhum legado de beleza para defender. Mas vou citar alguns dados que roubei de um interessante livro chamado *Vaidade, Vitalidade, Virilidade*, do químico e professor da Universidade de Londres John Emsley. Ele nos informa que a devoradora de imperadores – de beleza contestável – Cleópatra banhava-se em leite de jumenta para manter a beleza e a juventude da pele. Ele diz existir certo fundamento lógico para o referido banho, assim como para a aplicação de suco de limão e outras substâncias usadas para melhorar a beleza e a saúde da pele. Esses alimentos contém alfa-hidroxiácidos (AHA) que ajudam a remover a camada externa da pele.

O autor faz um extenso levantamento sobre os cosméticos à base desses produtos e conclui que eles devem ser usados com orientação de médicos, quando utilizados em maior concentração. Ele informa também que esses produtos possuem alguma eficácia. Mas o mais interessante é que as frutas e as verduras fornecem normalmente todas essas substâncias em quantidades mais do que suficientes para mantermos a beleza e saúde das nossas peles. E, nesse caso, você não precisa se preocupar com segurança.

No consultório, percebo facilmente que as pessoas que trocam alimentos processados pelo alto consumo de alimentos naturais, incluindo muitas frutas e verduras, melhoram rapidamente a pele e mudam o formato do rosto. A pele, antes áspera e inflamada, se torna mais rejuvenescida. O rosto se torna mais magro e rejuvenescido.

Veja essa interessante lista de alimentos que são fontes de algumas dessas incríveis substâncias rejuvenescedoras para o corpo, para a pele e talvez para a alma:

- Uvas – ácido tartárico.
- Maçãs – ácido málico.
- Limões – ácido cítrico.
- Amêndoas – ácido mandélico.
- Leite – ácido lático.

Procurei ler argumentos divergentes sobre o assunto, encontrei fontes menos confiáveis. Recolho-me à minha insignificância no tocante ao assunto e apenas informo que, para alguns especialistas, a pele deveria manter o pH ou "grau de acidez" programado pela natureza e que cremes e sabonetes podem perturbar essa harmonia e que o ideal seria lavar a pele do rosto uma ou duas vezes ao dia e apenas com água, mas, nesse assunto, eu não me meto. Apenas atesto que o consumo regular de frutas e verduras melhora significativamente a textura da pele. E o motivo é simples: quando ingerimos plantas e abandonamos produtos processados geradores de inflamação crônica, deixamos de enviar para o interior dos nossos corpos milhões de partículas sintéticas cancerígenas, envelhecedoras, inflamatórias e passamos a presentear nossos órgãos internos com milhões de partículas anti-inflamatórias, anticancerígenas e antienvelhecedoras. Não se esqueça de que a nossa pele apenas reflete o interior dos nossos corpos.

Nunca use adoçantes

Conforme vimos, em 2023, a OMS passou a desaconselhar o uso de adoçantes por considerá-los inúteis e potencialmente perigosos.

Usar um pouquinho de adoçantes é o mesmo que usar um pouquinho de cigarro. Não resolve e pode contribuir para a piora do estado de saúde.

O ideal é ingerirmos apenas o açúcar existente no arroz, feijão, raízes em geral, frutas, verduras, carne, leite e ovos. A farinha de cana que foi apelidada de açúcar é um produto refinado que não deveria fazer parte de nenhuma alimentação saudável, mas usar um produto sintético ou altamente processado, como é o caso dos adoçantes em geral, é o fim da picada.

Pratique restrição calórica

Antes de iniciar uma refeição, repita o mantra confuciano: **Hara hachi bu.** (Não me pergunte como se pronuncia essa frase. Sei apenas que Confúcio foi um sábio chinês que viveu cerca de 600 anos antes de Cristo.)

Esse provérbio, entoado em tom de prece pelos habitantes de Okinawa, logo antes de cada refeição, é uma lembrança de que devemos parar de comer quando estivermos 80% saciados.

Pesquisas científicas sobre restrição alimentar começaram a ser realizadas há mais de 70 anos. Quando um professor da Universidade de Cornell, Clive McCay, comparou um grupo de ratos que passou a receber 40% menos calorias com outro grupo que recebeu as quantidades normais de calorias, os resultados foram chocantes: os ratos que receberam menos de 40% das calorias – ao contrário dos ratos que recebiam quantidades normais de comida – não desenvolveram doenças crônicas, como câncer, doenças cardíacas e diabetes. E o mais impressionante: os ratos que comeram 40% menos calorias viveram 30% mais que os ratos que se alimentaram normalmente. Vários estudos posteriores, realizados com macacos, mostraram que a restrição calórica protege contra doenças e aumenta a expectativa de vida.

Os organismos de animais submetidos à restrição calórica produzem menos radicais livres e têm níveis mais baixos de insulina, glicose e triglicérides.

Em humanos, a restrição calórica regula a produção de hormônios e reduz o estresse do nosso sistema imunológico, levando à redução da inflamação crônica de baixo grau, indutora de envelhecimento e doenças crônicas.

Em um estudo realizado por pesquisadores da universidade de Duke, com 145 pessoas, os voluntários conseguiram atingir uma restrição média de 12% das calorias ao longo de dois anos. Mesmo com essa restrição modesta e por pouco tempo já foi observada uma melhora significativa na saúde desses voluntários, inclusive com desaceleração nos marcadores de envelhecimento.

No início dos anos 1990, um grupo de oito pessoas permaneceu durante dois anos em uma cúpula ecológica fechada em um experimento chamado Biosfera 2. Esse grupo teve que cultivar os seus próprios alimentos. Como os resultados de suas plantações não foram exatamente um sucesso, eles viveram uma realidade de fome, sem desnutrição, durante praticamente todo o experimento. Os resultados para a saúde foram muito interessantes: eles perderam em média 15% a 20% da massa corporal, tiveram uma queda de 30% nos níveis de colesterol, 21% de queda de açúcar no sangue e de 25% nos níveis de pressão sanguínea. Relembrando: restrição calórica rejuvenesce os nossos telômeros e ativam os nossos genes da longevidade.

Como fazer restrição calórica

Observe a tabela a seguir e compare as quantidades de calorias existentes nos alimentos processados e nos alimentos naturais. Quanto mais calorias ingerimos, mais gordura corporal acumulamos.

Comidas naturais

Cereais e derivados

Arroz, integral, cozido .... 124 kcal/100 g

Arroz, tipo 1, cozido .... 128 kcal/100 g

Milho, verde, cru .... 138 kcal/100 g

Raízes cozidas na água

Batata, baroa, cozida .... 80 kcal/100 g

Batata, doce, cozida .... 77 kcal/100 g

Batata, inglesa, cozida .... 52 kcal/100 g

Cará, cozido .... 78 kcal/100 g

Cebolinha, crua .... 9 kcal/100 g

Cenoura, cozida .... 30 kcal/100 g

Mandioca, cozida .... 125 kcal/100 g

Beterraba cozida .... 32 kcal/100 g

Feijão cozido... 76 kcal/100 g

Hortaliças

Abóbora, cabotiá, cozida.. 48 kcal/100 g

Abóbora, moranga, refogada .... 29 kcal/100 g

Abobrinha, italiana, cozida....................................... 15 kcal/100 g

Abobrinha, italiana, crua .... 19 kcal/100 g

Pimentão, verde, cru .... 21 kcal/100 g

Repolho .... 17 kcal/100 g

Acelga, crua .... 21 kcal/100 g

Alface, americana, crua .... 9 kcal/100 g

Cebolinha, crua .... 9 kcal/100 g

Frutas

Abacate, cru .... 96 kcal/100 g

Abacaxi, cru .... 48 kcal/100 g

Acerola, crua .... 33 kcal/100 g

Ameixa, calda, enlatada .... 183 kcal/100 g

Ameixa, crua... 53 kcal/100 g

Banana, doce em barra .... 280 kcal/100 g

Banana, maçã, crua .... 87 kcal/100 g

Banana, prata, crua .... 98 kcal/100 g

Goiaba, branca, com casca, crua .... 52 kcal/100 g

Graviola .... 62 kcal/100 g

Laranja .... 46 kcal/100 g

Maçã .... 56 kcal/100 g

Mamão, Papaia, cru .... 40 kcal/100 g

Manga, Haden, crua .... 64 kcal/100 g

Melancia, crua .... 33 kcal/100 g

Melão, cru .... 29 kcal/100 g

Mexerica, Rio, crua .... 37 kcal/100 g

Morango, cru .... 30 kcal/100 g

Pêra, Park, crua .... 61 kcal/100 g

Tangerina, Poncã, crua .... 38 kcal/100 g

Ovos

Ovo, de galinha, inteiro, cozido/10 minutos .... 146 kcal/100 g

Ovo, de galinha, inteiro, frito .... 240 kcal/100 g

Pescados

Pintado, assado .... 192 kcal/100 g

Pintado, grelhado .... 152 kcal/100 g

Carnes e derivados

Carne, bovina, acém, moído, cozido .... 212 kcal/100 g

Carne, bovina, acém, sem gordura, cozido .... 215 kcal/100 g

Carne, bovina, capa de contrafilé, sem gordura, crua .... 131 kcal/100 g

Frango, caipira, inteiro, sem pele, cozido .... 196 kcal/100 g

Frango, inteiro, sem pele, assado .... 187 kcal/100 g

Frango, inteiro, sem pele, cozido .... 170 kcal/100 g

Frango sem pele, peito, cozido.............................. 163 kcal/100 g

Porco, lombo, assado .... 210 kcal/100 g

Comidas processadas

Biscoito, doce, maisena.. 443 kcal/100 g

Biscoito, doce, *wafer*, recheado de morango......... 513 kcal/100 g

Biscoito, salgado, *cream cracker* .... 432 kcal/100 g

Cereais, milho, flocos, com sal .... 370 kcal/100 g

Cereais, milho, flocos, sem sal .... 363 kcal/100 g

Cereais, mingau, milho, infantil............................ 394 kcal/100 g

Milho, fubá, cru .... 353 kcal/100 g

Aveia, flocos, crua .... 394 kcal/100 g

Pão, glúten, forma... 253 kcal/100 g

Pão, trigo, forma, integral .... 253 kcal/100 g

Pão, trigo, francês... 300 kcal/100 g

Farinha, de mandioca, crua................................... 361 kcal/100 g

Farinha, de mandioca, torrada .... 365 kcal/100 g

Achocolatado, pó 401 kcal/100g

Açúcar cristal... 387 kcal/100g

Tapioca com manteiga... 348 kcal/100 g

Polvilho, doce 351 kcal/100g

Gorduras e óleos

Azeite, de dendê .... 884 kcal/100 g

Azeite, de oliva, extravirgem .... 884 kcal/100 g

Manteiga, com sal .... 726 kcal/100 g

Margarina, com óleo hidrogenado,
com sal (65% de lipídeos), *diet* .... 596 kcal/100 g

Margarina, com óleo hidrogenado,
sem sal (80% de lipídeos) .... 723 kcal/100 g

Óleo, de canola .... 884 kcal/100 g

Óleo, de girassol .... 884 kcal/100 g

Óleo, de soja .... 884 kcal/100 g

Sei que você é inteligente o suficiente para fazer deduções lógicas e desistir de vez dos alimentos não naturais e das dietas que recomendam bolachinhas, torradas, barras de cereais, complementos alimentares, pães integrais, alimentação a cada três horas, retirada de arroz e raízes e moderação com as "perigosas" frutas. Mas, ainda assim, vou fazer alguns comentários a seguir.

Qualquer farinha ou alimento feito de farinha fornece excesso de calorias: sempre acima de 250 kcal/100 g. Quase todas as farinhas e os alimentos feitos com elas fornecem acima de 350 kcal/100 g.

Quase todos os alimentos processados fornecem mais de 300 kcal/100 g.

Nenhuma fruta fornece mais de 100 kcal/100 g, a maioria tem menos de 60 kcal/100 g.

- Feijões são muito nutritivos e possuem poucas calorias,

menos de 80 kcal/100 g. Além do mais, o nosso organismo não absorve todas as calorias existentes no feijão e gasta grande parte das calorias com a própria digestão desta nobilíssima leguminosa.

Fenômeno semelhante acontece com os outros vegetais. O nosso organismo gasta 20% das calorias existentes nos vegetais para digeri-los e sabe reconhecer os vegetais como alimentos e extrair deles apenas o necessário para o seu suprimento. O restante será rejeitado e encaminhado para as porções terminais do intestino, até ser eliminado nas fezes. É por esse motivo que temos cólicas, distensão abdominal e diarreia quando ingerimos vegetais em excesso.

Tubérculos cozidos na água são ricos em nutrientes e pouco calóricos, apesar da lenda urbana de que eles "engordam e são açúcar puro". Em verdade, fornecem poucas calorias quando cozidos na água: batata-doce fornece 77 kcal/100 g; batata-inglesa 52 kcal/100 g; mandioca kcal/100 g; beterrabas kcal/100 g; cenouras kcal/100 g.

As carnes cozidas, de uma maneira geral, fornecem entre 200 kcal/100 g e 250 kcal/100 g.

Quase todas as verduras contêm menos de 40 kcal/100 g. Portanto, é inútil fazer uma classificação de verduras em várias categorias. Cabe a você comer uma grande variedade delas todos os dias para obter os bilhões de micronutrientes e suas escassas calorias.

Todos os óleos processados possuem as mesmas – e muitas – quantidades de calorias: 884 kcal/100g.

Penso que, quando fazemos as comparações entre o poder de engorda dos alimentos processados e alimentos naturais, fica muito claro que basta eliminarmos os alimentos processados para alcançarmos o nosso objetivo de reduzir pelo menos 15% das calorias que ingerimos.

Uma outra maneira simples e prática de restringir calorias é **ingerir comida crua uma vez por semana**.

Crudívoros se alimentam apenas de alimentos crus. No geral, são pessoas saudáveis e longevas.

Para testar a segurança e os efeitos de uma dieta à base de alimentos crus, em 2006, uma equipe de pesquisadores fez uma parceria com a rede de televisão britânica BBC. A rede de televisão filmou integralmente um experimento muito interessante que eles denominaram Evo Diet ou dieta evolucionária.

Nove voluntários, com idade variável entre 36 e 49 anos, com níveis de pressão sanguínea média de 140 × 83 mmHg e níveis altos de colesterol, foram mantidos durante 12 dias em um zoológico da Inglaterra. O objetivo foi mostrar o que acontece quando abandonamos o hábito de comer alimentos processados e passamos a ingerir alimentos crus naturais.

Para a segurança dos voluntários, a dieta tinha que ter as seguintes características:

- Deveria ser composta de alimentos crus e satisfazer os requisitos nutricionais dos adultos tanto para homens como para mulheres.

- Todos os dias, as pessoas receberam 2.300 calorias de frutas, nozes, vegetais, mel e água. O cardápio da primeira semana incluiu brócolis, cenouras, rabanetes, repolho, tomates, agrião, morangos, damascos, bananas, mangas, melões, figos, ameixas e avelãs. Durante a segunda semana, a dieta foi adaptada para imitar a dos caçadores-coletores com porções de peixe cozido e oleado.

A dieta Evo Diet era abundante, pois a maioria dos participantes não terminou a sua porção alimentar diária. Todos se sentiram bem durante o experimento. O único efeito colateral duradouro foi a flatulência.

Os níveis médios de colesterol caíram 23%.

A pressão arterial média caiu de 140 × 83 mmHg para 122 × 76 mmHg.

O fato mais marcante é que, apesar de os participantes não terem feito exercícios físicos, eles tiveram uma exagerada perda de peso: média de 370 g ao dia ou 4,4 kg no total.

Essa perda exagerada de peso, apesar da alta taxa de ingestão de comida entre os participantes – ninguém poderia comer menos que 2.300 calorias e alguns comeram até 5 kg de comida ao dia – nos mostra que o nosso organismo absorve apenas uma porção dos alimentos naturais crus. Esse fato dificulta a adoção de uma dieta restrita a alimentos crus.

Um estudo clínico alemão mais extenso que reuniu 513 pessoas – Giessen Raw Food – que comiam 70% a 100% de sua dieta crua, mostrou que, à medida que a proporção de dieta crua aumentava, o índice de massa corpórea caía. Quase um terço dessas pessoas apresentava deficiência crônica de energia e carências de nutrientes. A conclusão dos cientistas foi inequívoca: uma dieta estritamente crudívora não pode garantir um fornecimento adequado de energia.

Esses estudos – Evo Diet e Giessen Raw Food – mostram claramente que o mito de que frutas engordam por possuírem concentrações elevadas de frutose não se sustenta.

E se adotarmos a dieta crudívora um dia por semana? Essa é sem dúvida uma poderosa estratégia capaz de nos ajudar a reduzir a ingestão de calorias, sal e os tantos produtos cancerígenos já mencionados e aumentar a ingestão de fitoquímicos, antioxidantes e vitaminas.

Essa estratégia utilizada apenas uma vez por semana pode resultar em pequena e sustentada restrição de calorias e perda de peso e aliviar o corpo de produtos tóxicos. Algumas pesquisas têm mostrado benefícios de uma dieta restrita em calorias, mesmo que uma vez por semana; essa estratégia alimentar resulta em redução dos níveis de insulina no sangue e redução dos riscos de desenvolvimento de diabetes.

Outra maneira de reduzir a ingestão de calorias é praticar o jejum intermitente.

Pesquisas realizadas desde a década de 1940 mostram que colocar ratos em períodos de jejum a cada três dias aumenta significativamente o tempo de vida desses animais.

Em seres humanos, os estudos mostram que jejuns, mesmo ocasionais, já melhoram a nossa saúde.

Em uma pesquisa muito interessante, os participantes permaneceram durante cinco dias em uma dieta restrita em caloria que imitava o jejum a cada 30 dias. Após apenas três meses, aqueles que mantiveram uma dieta restrita em calorias, que imitava jejum, perderam gordura corporal, reduziram os níveis de pressão sanguínea e tiveram uma redução significativa nos níveis de IGF-1. Níveis altos desse hormônio (IGF-1), também chamado de fator de crescimento semelhante à insulina, são um forte preditor de envelhecimento e morte precoce.

Na ilha de Ikaria, uma da Zona Azuis, mais de 30% das pessoas chegam aos 90 anos. Ali, a quase totalidade dos nativos são da igreja ortodoxa, que segue um rigoroso calendário de jejum por mais da metade do ano. Provavelmente, o segredo da excelente saúde e altíssima longevidade deles não seja a qualidade da dieta, que é rica em carnes e laticínios, vinho, ovos, mas o fato de eles permanecerem sem ingerir esses e outros alimentos ao longo de muitos dias por ano.

Como fazer jejum intermitente?

Permanecer em jejum – ingerindo água – ao longo de 16 horas é uma prática segura e eficiente.

Fazer a última refeição às 18 horas e voltar a comer ao

meio-dia do dia seguinte pode ser uma boa estratégia. Outra boa maneira de fazer jejum de 16 horas – talvez a melhor – é tomar o café da manhã, almoçar, comer uma salada de frutas às 15 horas e voltar a comer apenas no café da manhã do dia seguinte.

Permanecer mais do que 24 horas em jejum, sem ajuda de um especialista, não é recomendado.

Pessoas portadoras de diabetes que fazem uso de insulina ou medicamentos devem seguir rigorosamente as orientações de seus médicos.

Reflita um pouco sobre a qualidade da sua alimentação.

Qual nota você merece entre 1 e 10?

1	2	3	4	5	6	7	8	9	10

23

Virtude 3

Fuja da solidão, faça amigos e cative pessoas

Cooperação, laços sociais fortes, espírito de grupo são os verdadeiros fatores para uma vida longa, saudável, feliz. Pessoas mais ligadas à família, à comunidade, aos amigos são fisicamente mais saudáveis e vivem mais.

Família, comunidade religiosa, vizinhos, amigos são uma fonte constante de alegria e apoio, notadamente quando estamos estressados.

Relacionamentos saudáveis são preditores de saúde e felicidade muito mais poderosos do que classe social, níveis de escolaridade e inteligência.

Participe de atividades com pessoas que tenham os mesmos interesses que os seus. Visite os amigos, vizinhos, parentes. Ligue para eles.

Aprenda uma nova habilidade, entre em um curso para aprender um novo idioma. Além de fazer amigos, ajuda a manter o cérebro saudável.

Faça trabalho voluntário. Doe amor e receba amor.

Adote um animal de estimação. Estudos mostram que animais de estimação reduzem o sentimento de solidão.

Pense de forma positiva. Cultive o otimismo sempre.

Pessoas otimistas são mais sociáveis, adaptam-se muito mais facilmente a situações estressantes e atraem mais pessoas para o seu ciclo de amigos.

Os cardiologistas são enfáticos. Quando um paciente sofre um infarto, o maior calibre do vaso entupido, o maior número de vasos sanguíneos comprometidos e a maior extensão do infarto são fatores determinantes para o risco imediato e tardio de morte. Pressão alta, colesterol elevado, obesidade também são fatores reconhecidamente agravantes.

Durante a década de 1980, 120 homens, que tiveram um primeiro infarto, foram classificados como portadores de personalidade tipo A (irritados, pessimistas e competitivos) ou tipo B (otimista, bem-humorado, pouco competitivo) e, em seguida, foram acompanhados ao longo de vários anos.

Após oito anos e meio, entre os 16 homens classificados como mais pessimistas, 15 haviam morrido. Por outro lado, apenas cinco dos 16 homens classificados como mais otimistas tinham falecido.

É quase inacreditável que os fatores de risco tradicionais – tamanho do infarto, hipertensão, obesidade, sedentarismo – não tenham previsto riscos de eventos cardíacos e que o otimismo tenha sido o único preditor de mortalidade. Impressiona ainda mais que o tamanho do dano imposto ao coração não tenha previsto eventos fatais.

É evidente que a amostra dessa pesquisa foi pequena e não tem poder estatístico para tornar esse achado uma verdade científica. Porém, várias pesquisas de maior amostragem, realizadas posteriormente, confirmaram esses achados.

Hoje sabemos que são meus pensamentos e sentimentos que determinam qual hormônio deve ser produzido e quanto desse hormônio deve ser produzido.

Olha que fascinante! Nossos sentimentos, emoções,

pensamentos, sonhos de vida determinam a química do nosso corpo e não o contrário.

Nossas mentes não são resultado das nossas programações genéticas. Se assim fosse, eu seria apenas uma máquina.

Uma atitude agressiva libera hormônios destrutivos para o nosso corpo; uma atitude de aceitação leva a produção de hormônios do amor e da paz, capazes de regenerar nossas células estragadas e nos rejuvenescer.

Quando ficamos angustiados, colocamos determinados genes ativos; quando tristes, estragamos nossos genes; quando alegres, ativamos os nossos melhores genes.

No meu consultório, vejo muitos pacientes diagnosticados com depressão e demência que, na verdade, sofrem mesmo é de solidão. As soluções que nós, médicos, costumamos oferecer é um coquetel de antidepressivos. Receitamos esses medicamentos porque somos induzidos a acreditar que esses remédios são capazes de promover mudanças químicas nos cérebros dessas pessoas, capazes de torná-las realizadas e felizes.

Tenho pavor de acordar um dia, bem velhinho, e chegar à triste conclusão que, durante a minha vida inteira, não passei de um mero repetidor de receitas, um joguete do sistema, uma roda de caminhão que acha que tem vida própria e toma decisões próprias, mas que, na verdade, é dirigida por um sistema muito maior, que a dirige e a leva para onde deseja.

Você tem amigos sinceros?

Você tem, pelo menos, um amigo para o qual você pode ligar às 03:30 da manhã, em caso de necessidade?

Você tem um cônjuge que está com você em qualquer circunstância?

Qual é a sua nota?

1	2	3	4	5	6	7	8	9	10

Se a sua nota não estiver tão boa assim, não fique triste. Todos nós passamos por algum momento de solidão. Mas não deixe de seguir adiante e fazer amigos.

24

Virtudes 4 e 5

Melhore a qualidade do sono e obedeça ao seu ritmo circadiano

- Elimine exposição à luz artificial no horário mais próximo possível das 18 horas e se exponha ao sol durante o dia, principalmente pela manhã. Muitas pessoas convivem com luminosidade à noite e pouca luminosidade natural durante o dia. Esse comportamento confunde o nosso relógio biológico e é causa frequente de insônia, que poderia ser facilmente revertida com uma simples mudança de comportamento.

- Acalme-se, medite, reze, ore, jante mais cedo e faça refeições leves, desligue o computador, pois tudo isso contribui para uma boa noite de sono.

- Elimine ou reduza cafeína. Café descafeinado ainda conserva 15% a 30% da cafeína do café não descafeinado. Os efeitos da cafeína duram mais de nove horas no organismo.

- Elimine álcool à noite. O álcool é um bom indutor de sono, mas o sono induzido pelo álcool dura muito pouco tempo; depois de poucas horas, o sono induzido pelo álcool se torna superficial. O sono induzido pelo álcool jamais será de boa qualidade. O álcool é também um importante agravante de apneia do sono.

- Evite atividade física vigorosa à noite.

- Tome um bom "café da manhã" a partir das 6 horas.
- Almoce entre 11 horas e 13 horas.
- Jante antes das 18 horas.
- Faça jejum após as 16 horas. Caso não consiga fazer jejum após as 16 horas, evite comer após as 18 horas.
- Evite computador e televisão à noite. Evite luminosidade após as 20 horas.
- Estabeleça uma rotina: mantenha sempre a hora de dormir e hora de acordar.
- Durma oito horas por noite.
- Evite permanecer mais do que 16 horas acordado.
- Evite discussões no ambiente onde você dormirá; evite agitações, televisão e qualquer forma de luminosidade. Para nos manter vivos e nos afastar rapidamente de situações perigosas, o nosso cérebro monitora, instante a instante, o ambiente onde estamos. Em ambientes hostis, o nosso cérebro nos deixa hipervigilantes e nos impede de relaxar e dormir. Assim, devemos evitar outras atividades no quarto, que não seja dormir.
- Ligue o ar-condicionado a 23°C antes de dormir.
- Tome um banho quente antes de dormir.
- Durma no escuro.
- Acorde cedo.
- Nunca durma mais do que 15 minutos após o almoço. Dormir até 15 minutos após o almoço é bom para a saúde, porém, dormir mais do que esse período é prejudicial.

Não exagere com o café

Um estudo denominado CRAVE apresentado no Congresso Americano de Cardiologia em 2021 mostrou os seguintes efeitos do café:

- O consumo de uma xícara de café acarreta uma redução de 36 minutos de sono por noite.
- Cada xícara adicional de café reduz o sono em 18 minutos por noite.
- O consumo de café esteve associado a um aumento de 54% no número de batimentos extras no coração. O aumento de batimentos cardíacos pode resultar em maiores riscos de desenvolvimento de insuficiência no coração.
- O consumo de café esteve também associado a um aumento de cerca de 1 mil passos caminhados por dia, indicando que realmente nos tornamos mais ativos sob efeito da cafeína.

Algumas informações para você não se esquecer

- Comer adequadamente é fundamental para a nossa saúde, exercitar-se também. Mas dormir bem e obedecer ao ritmo circadiano são aqueles considerados pelos especialistas como os principais.
- O lema da sociedade atual é: durma pouco para se tornar rico e famoso. Mas a verdade é outra: durma pouco e fique triste, pouco criativo, pobre e doente. Durma bem e fique criativo, rico, feliz e permaneça jovem e saudável.
- Como está o seu sono?
- Você ainda continua pensando que obedecer aos ritmos do seu corpo é coisa de gente velha e atrasada?

25

Virtude 6

Cultive o dom da espiritualidade

Por que a espiritualidade é a virtude que nos conduz às outras virtudes? Os estudiosos são unânimes em afirmar que o sono adequado é o mais importante dos nossos hábitos de vida. Humildemente, discordo. Acredito que a nossa espiritualidade é a base de toda a nossa vida. A espiritualidade molda o nosso caráter, nos desperta sentimentos de esperança, gratidão, humildade, generosidade e nos fornece a certeza de que a vida tem um propósito. A partir dos nossos valores espirituais, tomamos as decisões mais importantes das nossas vidas. Por esse motivo, a falta de espiritualidade é o pecado que leva a todos os outros pecados.

Martin Seligman e Christopher Peterson são dois dos cientistas mais prestigiosos da atualidade.

Eles fizeram um amplo estudo sobre uma enorme variedade de textos religiosos em todo o mundo e encontraram virtudes que são universais, pois estão fortemente arraigadas em quase todas essas culturas estudadas. São elas:

- Sabedoria e conhecimento.
- Coragem.
- Gratidão.
- Temperança.

• Espiritualidade e transcendência.

Os estudos científicos conduzidos por eles validam essas virtudes como o caminho para a felicidade duradoura. Para a busca da felicidade é necessário em primeiro lugar cultivar o bom caráter: temperança, humanidade, persistência são pilares da felicidade duradoura. Traços morais exemplares podem ser desenvolvidos e mesmo aprendidos.

Temperança pode ser cultivada. Os resultados dos estudos coincidem com a sabedoria antiga, notadamente Aristóteles, Buda, Confúcio. Mas a psicologia da felicidade vai muito além de Buda, Aristóteles e outros pensadores. Seligman entende que o desenvolvimento das virtudes e pontos fortes são caminhos para o desenvolvimento de uma vida boa.

Em seus estudos, o Dr. Seligman encontrou cinco tipos de condutas que podem aumentar o nosso bem-estar. A primeira é a vida prazerosa, que consiste em uma vida voltada para pequenos prazeres, como lazer, saber saborear um bom momento, desenvolver alguma habilidade (como tocar violão), ter tantas emoções positivas quanto puder. Enfim, desenvolver atitudes positivas diante da vida contribui para uma existência mais feliz. O problema é que a busca por prazer traz apenas contentamento fugaz e quase não contribui para dar significado à vida.

Outro caminho para aumentar a satisfação com a vida é o que ele chama de vida de envolvimento, que se caracteriza por grande dedicação ao trabalho, à família ou a pessoas de quem gostamos. Esse modo de vida contribui fortemente para a felicidade duradoura.

O desenvolvimento de habilidades e o cultivo de pontos fortes para nos tornarmos mais eficientes na nossa vida de envolvimento nos confere grande satisfação duradoura.

A felicidade duradoura é obtida quando descobrimos valor dentro de nós mesmos.

O terceiro caminho para aumentar o bem-estar é exatamente dar significado à vida. Uma vida com significado é a mais venerável das felicidades, que consiste em usar os seus pontos fortes para desenvolver algo maior que você. Os estudos controlados randomizados mostram que uma vida com sentido é o mais decisivo para o desenvolvimento de uma vida boa, bem-sucedida, repleta de significado.

O quarto caminho para aumentar o bem-estar é a vida repleta de bons relacionamentos. Conforme veremos adiante, um fabuloso estudo da Universidade de Harvard mostra que os amigos e a família são os dois pilares mais importantes para uma vida longa e feliz.

O quinto caminho é a vida com realização. Para ele, a realização acontece quando você sente que cumpriu bem a sua missão. Ele cita como exemplo pessoas que fizeram fortuna e depois doaram grande parte dela. Primeiro, elas criaram realização para depois criar um sentido para a vida.

O ideal é cultivarmos todos os cinco prazeres. A ausência deles torna a vida vazia.

Aqui percebemos a importância da espiritualidade. Seligman nos incentiva a seguir em busca de algo maior do que nós, pois esse é o caminho para atingirmos uma vida com significado, uma vez que a sensação de significado é fator mais determinante para a felicidade duradoura. Porém, o sentido de significado e propósito na vida exige que tenhamos a sensação de que fazemos parte de algo muito maior do que nós e essa sensação não existe sem a espiritualidade.

Existe uma certa unanimidade de que a fé é a única experiência capaz de nos dar a sensação de pertencimento a esse mundo.

Validando cientificamente as práticas espirituais e as práticas meditativas para o bem-estar físico e mental

A fé é importante para o indivíduo, a família, a comunidade, o país, o planeta.

Exames de imagens cerebrais mostram que pessoas deprimidas apresentam grandes extensões de afinamento de algumas regiões específicas do cérebro chamadas de neocórtex e que filhos de famílias que possuem alto risco de depressão grave costumam possuir esse afilamento.

A pesquisadora Lisa Miller publicou pela revista científica JAMA Psychiatry, em 2013, um estudo que envolveu 103 adultos. O grupo estudado foi questionado sobre o quanto estavam envolvidos com a religião ou a espiritualidade. Foram realizadas ressonâncias cerebrais em todos os participantes. Os resultados demonstraram que as pessoas que davam grande importância à religião ou à espiritualidade tinham as áreas cerebrais muito mais espessas do neocórtex do que aquelas cujos valores não eram importantes, mostrando que as pessoas com grande envolvimento espiritual/religioso eram fisicamente mais resistentes à depressão.

Uma pesquisa da *National Health Interview Study (NHIS)* acompanhou 21.204 pessoas durante oito anos. Todas as variáveis foram ajustadas – idade, sexo, raça e outros. Esse estudo mostrou que pessoas praticantes de alguma religião apresentavam uma probabilidade de morte 1,87 vez menor do que aqueles não praticantes e que esse índice aumenta à medida que o envolvimento religioso aumenta. O envolvimento religioso é um poderoso preditor de saúde e longevidade.

Vimos anteriormente que níveis elevados da citocina pró-inflamatória isoleucina-6 estão associados a maiores riscos de derrame cerebral, infarto, câncer e outras doenças crônicas.

Uma pesquisa, realizada por H.G. Koening *et al.*, com 1.718 idosos com idades igual ou superior a 65 anos, mostrou que indivíduos com alto grau de comprometimento espiritual/religioso – quando comparados com aqueles não comprometidos – tinham metade da probabilidade de ter níveis elevados de Il-6. E não foi apenas com a Il-6, pois outros marcadores de inflamação crônica (alfa-2 globulina, dímeros d, leucócitos polimorfonucleares, linfócitos) também foram muito menores entre as pessoas com alto comprometimento religioso.

Uma pesquisa, realizada por Lisa Miller *et al.*, publicado na *JAMA Psychiatry*, 2012, que envolveu o acompanhamento de filhos de pais deprimidos e não deprimidos ao longo de 20 anos, mostrou que os filhos que relataram no 10º ano que a religião/espiritualidade eram importantes para eles tinham um quarto de risco de sofrer de depressão maior entre os 10 e 20 anos em comparação com aqueles menos comprometidos com a espiritualidade/religião.

Os efeitos foram mais pronunciados entre os filhos de pais portadores de depressão grave. Nesse grupo, os jovens com alto comprometimento religioso tiveram cerca de um décimo de risco de sofrer depressão entre os anos 10 e 20 quando comparados com aqueles com baixo ou nenhum comprometimento religioso/espiritual.

Durante o período de 1996 a 2010, Tyler J. VanderWeele *et al.* avaliaram o envolvimento religioso de um grupo de 89.708 enfermeiras, o Nurses Health Study, e compararam os riscos de suicídio entre as mulheres mais e menos comprometidas com a religiosidade/espiritualidade. Os achados mostraram que frequentar serviços religiosos uma vez por semana ou mais foi associado a uma taxa de suicídio aproximadamente cinco vezes menor, em comparação com nunca frequentar esses serviços.

Uma pesquisa realizada por Stephen J. Schoenthaler *et. al.*, com 2.947 pessoas, que avaliou as taxas de recaídas entre os dependentes de álcool, maconha, cocaína e heroína mostrou que o comprometimento religioso esteve associado a taxas incomparavelmente maiores de sucesso em se manter livres dos vícios.

Pesquisas classificadas com o mais alto grau de confiabilidade mostraram que as pessoas mais comprometidas com a religiosidade/espiritualidade possuem também:

- Redução de 25% nos riscos de mortes.
- Melhor saúde na velhice.
- Maior expectativa de vida.
- 70% menos chances de doenças cardíacas.
- Três vezes mais chances de sobreviver a uma cirurgia cardíaca.
- Melhores resultados no tratamento de pressão alta e doenças cardíacas.

Em 2016, a World Psychiatry (WPA) publicou uma declaração reconhecendo a importância da religião/espiritualidade para a saúde e passou a recomendar aos médicos especialistas para incluírem a espiritualidade/religiosidade em suas rotinas médicas, independentemente de suas próprias convicções religiosas ou não religiosas e passou a incluir a "religião e a espiritualidade" como parte do "Currículo de Treinamento Básico para a Psiquiatria".

Em reconhecimento às milhares de pesquisas científicas que não deixam dúvidas sobre a importância do cultivo da religiosidade/espiritualidade para a saúde física e mental, a OMS passou a reconhecer as práticas espirituais como um dos pilares para a boa saúde.

Você pratica?

🏃	🏃	🏃	🏃	🏃	🏃	🏃	🏃	🏃	🏃
1	2	3	4	5	6	7	8	9	10

Espiritualidade não se ensina e não se aprende. Trata-se de uma experiência redentora que brota de dentro do ser e nos faz sentir que não estamos sós nessa nossa incrível jornada.

Caso não saiba por onde começar, busque apoio na sua comunidade religiosa.

26

Virtude 7

Elimine drogas

Não existe dose segura de álcool.

Caso você seja uma vítima do vício em cigarro, ainda dá tempo: o nosso organismo é capaz de eliminar a inflamação crônica, eliminar as células cancerígenas, brotar e regenerar. Podemos rejuvenescer, após começarmos a cultivar as nove virtudes, em qualquer idade.

Pense nisso: sua próxima geração de células estará pouco exposta aos causadores de lesões, desencadeadores da inflamação crônica.

Não caia na falácia de que a maconha não é prejudicial. Não tenho paciência com baboseiras.

🏃	🏃	🏃	🏃	🏃	🏃	🏃	🏃	🏃	🏃
1	2	3	4	5	6	7	8	9	10

Ao se conceder uma nota, lembre-se: não há espaço para cocaína, maconha, álcool e outras drogas para aqueles que querem praticar o autocuidado.

27

Virtude 8

Tome sol com moderação

Por todos os motivos já relatados, mas também para melhorar o humor, faça exercício pela manhã e aproveite para tomar sol, se exponha a todo tipo de luminosidade natural nesse período do dia. Níveis de hormônios da felicidade (serotonina) aumentam durante a parte do dia em que há mais luz.

Não há conflito com o que apregoam os dermatologistas: tenha cuidado com o excesso de sol. Mas não se deixe enganar pela indústria da beleza, que almeja o seu dinheiro e não liga para a sua saúde. Jamais deixe de se expor ao sol!

🏃	🏃	🏃	🏃	🏃	🏃	🏃	🏃	🏃	🏃
1	2	3	4	5	6	7	8	9	10

Não se deu nota boa?

Acorde dez minutos mais cedo, vá para a varanda ou para a janela de sua casa ou para onde for possível tomar sol. Abra os braços, sinta a energia divina alimentando o seu corpo.

28

Virtude 9

Cuide da sua mente e do seu corpo para reduzir o estresse e a depressão

Não podemos cobrar dos medicamentos aquilo que eles não podem e não foram feitos para resolver. Não é necessário ser médico para entender que nenhum medicamento jamais será capaz de nos ensinar a lidar com os nossos conflitos. A própria indústria farmacêutica jamais prometeu esse milagre. Para sermos realistas, é quase impossível vivermos uma vida sem estresse. Cada um de nós reage ao estresse de maneira diferente, entretanto, algumas técnicas de controle são comprovadamente eficazes.

Exercício diário de atenção plena

A atenção plena nos ajuda a treinar a força psicológica que precisamos para encarar os desafios cotidianos por nos ajudar a sintonizar o corpo com a mente. Os exercícios de respiração consciente e os exercícios que nos ajudam a perceber do nosso próprio corpo são preciosos para o restabelecimento da nosso equilíbrio interno perfeito.

A capacidade que o cérebro possui de mudar conforme mudamos nossos pensamentos, sentimentos e ações em geral é uma dádiva de Deus, pois essa informação magistral nos fornece – mais uma vez – uma espécie de livre arbítrio: se nos esforçarmos, repetidamente, podemos nos tornar exatamente a pessoa que sonhamos ser. Isso é poder!

A plasticidade do cérebro nos permite reduzir o nosso estresse se nos libertarmos dos pensamentos e sentimentos negativos e passarmos a enxergar a nossa vida como ela realmente é: calma, boa, sem grandes brilhos e sem grandes tragédias.

Eu faço um exercício de despertar a consciência plena quase diariamente.

Eu me olho no espelho do banheiro e me pergunto: como está a minha vida?

A resposta que me surge quase sempre é que estou com saúde, minha família está com saúde, tenho onde dormir e comer, amo e sou amado, sinto-me protegido por Deus.

Não se trata de exercício de autoajuda. No momento em que faço esse exercício, estou pedindo gentilmente para as regiões do meu cérebro que são responsáveis pela minha sobrevivência se acalmarem e deixarem que as áreas inteligentes me mostrem o mundo real e, não, o mundo exageradamente perigoso e hostil apresentado pelas regiões da sobrevivência. Portanto, esse é um exercício simples e rápido que me permite enxergar a realidade da minha vida.

A partir da prática diária, comecei a perceber que os pensamentos negativos que me afligem são apenas pensamentos e não a realidade. Apesar de fazer parte de mim, são apenas pensamentos e nada mais. Com o tempo, as regiões do cérebro responsáveis por manter a nossa sobrevivência se tornam menos hiperativas e as regiões da esperança, amor, fé e compaixão se tornam mais ativas. A vida melhora.

Mas e se esse exercício me fez perceber que ganho pouco dinheiro, que eu mereço mais atenção? Desculpe-me, mas pode estar faltando a mim um pouco mais da parte espiritual... Daquela nossa porção voltada para o outro... Que nos torna mais preocupados com o bem-estar do outro e muito menos preocupados com o nosso...

Pratique a resposta de relaxamento duas vezes por dia

Uma maneira simples e eficaz de eliminar o ciclo vicioso do estresse é reduzir a frequência respiratória e aumentar sua duração e intensidade. Quando respiramos lentamente avisamos para os nossos cérebros de que não há perigo no ambiente; assim, o cérebro desativa as áreas do estresse e ativa as áreas do cérebro responsáveis pela inteligência, amor, fé, otimismo. A mensagem final da respiração lenta é: você está em segurança.

Os níveis de pressão podem ser mantidos em níveis baixos, o coração pode bater calmamente, podemos relaxar e pegar no sono em segurança. Trata-se, portanto, de um ciclo virtuoso que permite a manutenção do equilíbrio perfeito do organismo e inclusive a sua regeneração.

Como induzir a resposta de relaxamento

Sente-se em um lugar calmo, com os olhos fechados, relaxe os músculos. Lentamente, encha o peito de ar; a seguir, prenda o ar durante oito segundos, solte lentamente. Aguarde uns oito segundos e encha o peito lentamente. Simples assim. Em geral, 15 a 20 respirações lentas são suficientes para induzir a resposta de relaxamento.

É necessário praticar todos os dias. Preferencialmente, em intervalos de 12 horas, pois os efeitos fabulosos da resposta de relaxamento persistem por 12 a 14 horas no organismo.

O sono reduz o nosso metabolismo em 10%.

Surpreendentemente, os estados meditativos reduzem nosso metabolismo em 10% a 17%. Recentemente, os pesquisadores concluíram que a resposta de relaxamento, modifica, de forma benéfica, a nossa expressão genética. Já foi demonstrado, por exemplo, ativação de genes que induzem resposta anti-inflamatória.

A prática diária resulta em um estado permanente de redução dos níveis de estresse. A prática da meditação e as técnicas que induzem a resposta de relaxamento são reconhecidas pelas Sociedades de Cardiologia do mundo inteiro como um método valioso para o tratamento da pressão alta, juntamente com as outras estratégias, uma vez que qualquer doença crônica necessita de uma abordagem que envolva todos os pilares, incluindo, quando necessário, medicação.

O controle pressórico das pessoas hipertensas geralmente requer dois ou mais medicamentos; por isso, não se tornarão completamente livres de medicação ao induzirem as respostas de relaxamento, mas a quantidade de medicação será reduzida.

Estudos de imagens do cérebro e outras diversas tecnologias de monitoramento, realizados desde a década de 1990, confirmam que a indução da resposta de relaxamento reduz a hiperatividade da região cerebral primitiva relacionada ao estresse e induz uma maior atividade das áreas cerebrais relacionadas às emoções positivas que induzem o relaxamento.

Se possível, siga adiante e pratique meditação com uma pessoa especializada.

Programas de meditação de apenas oito semanas de duração, ajuda os praticantes a se tornarem mais felizes, mesmo vários meses depois de terminado o programa.

Grupos que participam de programas de meditação de oito semanas que receberam vacinas antigripal obtiveram resposta imunológica consideravelmente melhor do que pessoas do grupo controle que não participaram do programa.

A meditação reduz a inflamação do corpo e promove bem-estar emocional e melhora cognitiva por promover aumento do volume cerebral em áreas do cérebro relacionadas com a felicidade e a criatividade, além de reduzir fisicamente as áreas do cérebro relacionadas à ansiedade e ao medo intenso.

A pesquisadora Elizabeth Blackburn, ganhadora do Prêmio Nobel de medicina de 2009, demonstrou que as práticas meditativas são capazes de rejuvenescer os nossos telômeros. Ou seja, rejuvenescer o nosso material genético.

Métodos de imagem mostram que duas semanas de prática diária de 30 minutos ou sete horas de meditação são suficientes para começar a mudar o cérebro de pessoas que antes não meditavam. Mas é necessário lembrar que essa prática deve ser cultivada diariamente e que a plasticidade cerebral se assemelha à plasticidade do músculo: quando paramos de exercitá-lo, ele atrofia.

Aprenda a se adaptar às adversidades

Aprenda a discernir as situações que são importantes e precisam ser resolvidas rapidamente daquelas que não são importantes e podem esperar.

Aaron Beck, criador da Terapia Cognitivo Comportamental (TCC), recomenda que você conteste o pensamento negativo e o submeta a um julgamento: é importante? Tem significado? É verdade? Essa técnica muito simples é bastante eficiente no tratamento da depressão e ansiedade. Tenha cuidado para não valorizar os pensamentos e sentimentos negativos. Apenas demonstre a falta de significado real deles. O budismo recomenda que você não encare esses inimigos (pensamentos negativos) de frente, que tenha calma, que troque os pensamentos ruins por boas sementes. Pessoas deprimidas possuem crenças equivocadas e destrutivas a respeito de si mesmas. Ao mudar a crença, muda-se a mente.

Ao contrário do que se pensava anteriormente, o nosso cérebro é extremamente flexível, ou seja, ele é capaz de mudar fisicamente e de maneira imediata quando mudamos nossos pensamentos, comportamentos e nossas atividades diárias. Dessa forma, somos alterados constantemente por meio do nosso aprendizado, durante toda a nossa vida. Quando lesado, o cérebro pode readaptar-se e ativar novas regiões destinadas a restaurar suas funções. Ele é capaz de se reconfigurar, instante a instante, conforme as novas experiências de vida.

Os nossos cérebros – assim como a nossa genética – podem ser moldados pelos pensamentos, costumes e hábitos repetidos, assim como os músculos podem ser moldados pelo exercício físico.

Somos resultado das nossas experiências.

As regiões usadas mais frequentemente se tornam maiores e mais ativas, enquanto aquelas pouco usadas são enfraquecidas ou eliminadas.

Cérebro: use-o para cultivar bons pensamentos e sentimentos e seja feliz... Não é autoajuda, é ciência de fronteira bem-feita.

Pense nessa informação impressionante e libertadora: se repetirmos bons comportamentos durante um determinado período, esses bons comportamentos se tornam parte da nossa nova personalidade, pois, quando os nossos cérebros mudam fisicamente, nós mudamos como pessoas, de maneira automática, com muito menos esforço do que pensávamos anteriormente. Como disse o grande filósofo grego Aristóteles: "Nós somos aquilo que fazemos repetidamente".

Para reduzir o estresse, pratique o otimismo

Uma pesquisa reveladora realizada em Nova York mostra como as nossas emoções determinam a nossa genética e os hormônios que os nossos organismos produzem. Os pesquisadores usaram questionários que continham perguntas como: "Você esteve estressado no último ano?", "O estresse foi opressivo ou você considera que os momentos difíceis fazem parte da vida?"

Resultado: pessoas que consideraram que o estresse foi uma situação opressiva, tiveram um risco de morte 43% maior no ano seguinte em relação àquelas que não tiveram estresse maior. Entretanto, o mais surpreendente e fascinante vem agora: pessoas que tiveram que passar por momentos difíceis, mas consideraram que aquelas situações faziam parte da vida e não eram prejudiciais, tiveram risco de morte incrivelmente menor até do que as pessoas que não passaram por situações de estresse. Ou seja, aquilo que não me mata, me fortalece.

O motivo desse enigma foi esclarecido.

Quando passamos por uma situação opressiva e entendemos que se trata de situações que acontecem durante a vida, os nossos organismos produzem ocitocina, que é hormônio do amor. É o mesmo hormônio que a mãe produz durante o parto e quando amamenta. A ocitocina, dentre muitas ações protetoras para o organismo, relaxa os vasos sanguíneos e melhora o sistema imunológico de defesa. A ocitocina também nos torna mais fortes, sem os efeitos deletérios provocados pelos hormônios do estresse crônico (cortisol e adrenalina). Uma resposta muito semelhante àquela que ocorre em momentos em que praticamos esportes.

Quando nos sentimos oprimidos, o nosso organismo libera adrenalina e cortisol, que são hormônios que nos tornam fortes e rápidos para fugirmos da situação de perigo. Mas a produção desses hormônios deve durar pouco tempo, como o tempo de fugir do leão ou subir na árvore para tirar mel.

Quando nossos organismos produzem esses hormônios por muito tempo, sofremos os efeitos do estresse crônico: adoecimento do sistema imunológico de defesa, ativação de genética defeituosa, liberação de substâncias que estragam células e promovem inflamação crônica, insônia, depressão, desregulação hormonal, batidas cardíacas aceleradas, pressão alta, úlcera, diabetes, envelhecimento acelerado.

Veja que, mais uma vez, as pesquisas mostram que o simples fato de mudarmos de opinião sobre algumas situações das nossas vidas acarreta mudanças nos hormônios produzidos pelos nossos organismos. A raiva mata aquele que tem raiva. O pessimismo mata; a alegria, o amor, a fé fortalece e salva vidas.

Cuide do corpo: pratique exercício físico e adote uma dieta mediterrânea

Além de todos os efeitos benéficos já citados, o exercício físico, principalmente realizado pela manhã, é um poderoso antídoto ao estresse. Muitas pesquisas confirmam que exercícios físicos – musculação e caminhada – diminuem a ansiedade e a depressão e melhora o sono com eficácia comparada aos tratamentos para insônia realizados com medicamentos, e todos nós sabemos que a melhora do sono é fundamental para o controle do estresse.

Por todos os motivos, inclusive para diminuir os riscos de estresse e depressão e mesmo para revertê-los, adote alimentação ao estilo mediterrâneo.

A depressão, assim como as outras doenças crônicas, é uma condição multifatorial, que deve ser abordada de maneira integral. Como múltiplos fatores provocam a depressão e as doenças crônicas em geral, são necessárias múltiplas mudanças comportamentais para vencermos esses males. Cada estratégia de mudança de estilo de vida, isoladamente, ajuda um pouco e, quando somadas, são capazes de tornar pessoas doentes e sofridas em pessoas saudáveis e mais felizes.

Os medicamentos são úteis, mas as pesquisas mostram que cerca de um terço dos pacientes simplesmente não respondem aos antidepressivos. Também, por esse motivo, nos últimos anos, os pesquisadores resolveram abordar de maneira mais holística o tratamento da depressão.

Todas as técnicas capazes de reduzir o estresse exercem efeitos extremamente positivos para o tratamento da depressão e vice-versa. Não falei dos efeitos de uma dieta saudável no controle de estresse propositalmente, uma vez que optei por mostrar esses incríveis efeitos positivos de uma alimentação saudável sobre a depressão.

Óbvio que não basta mudarmos a dieta para resolvermos o problema do estresse e da depressão da maioria das pessoas. Algumas pessoas estão ansiosas e/ou deprimidas porque estão isoladas socialmente, outras porque não estão indo bem na vida profissional ou pessoal e outras por muitos outros motivos. Mas a mente e o corpo não podem ser separados. Não há como cuidar da mente sem cuidar do corpo e vice-versa. Ao longo dos anos, tenho alertado os meus pacientes: coma adequadamente para manter a boa saúde do seu coração.

Mas quais são as células mais frágeis e de difícil recuperação do organismo?

Inúmeros estímulos, como glicose alta, insulina alta, resíduos tóxicos que vazam para o sangue quando nossos intestinos se tornam permeáveis, citocinas pró-inflamatórias produzidas pelo excesso de gordura acumulada e pelo sistema de defesa desregulado promovem inflamação de baixo grau no cérebro e desencadeiam não apenas as já citadas doenças de Alzheimer e Parkinson, mas muitas outras.

Um pequeno, mas importante estudo australiano, The SMILES Trial, publicado em 2017, demonstrou que a adoção de uma simples dieta anti-inflamatória, à base de plantas, pode reverter quadros de depressão grave.

Para realizar esse estudo, os pesquisadores separaram —

por meio de computador, para garantir o resultado isento da pesquisa – o grupo original de pessoas em dois grupos.

O Grupo A recebeu sessões de apoio social e medicação, e manteve a dieta padrão original.

O Grupo B recebeu medicação e, no lugar de apoio social, recebeu orientações para adotar uma dieta mediterrânea, rica em vegetais e pobre em processados.

Ao final de 12 semanas, 8% das pessoas do Grupo A – que receberam terapia e medicação e mantiveram a dieta padrão original – apresentaram critérios de reversão para depressão. 32% das pessoas do Grupo B – que receberam medicação e passaram a ingerir plantas – apresentaram critérios de reversão da depressão.

A conclusão que podemos tirar é que uma dieta à base de plantas:

- Restaura a saúde do nosso órgão chamado de flora intestinal.
- Cura a inflamação crônica da parede intestinal.
- Evita o vazamento de substâncias tóxicas para a corrente sanguínea.

> Conclusão: ao curar a inflamação intestinal, a dieta à base de plantas evita agressão às células do corpo inteiro, incluindo as células cerebrais.

A restauração da flora intestinal permitirá também que bactérias intestinais, agora saudáveis, produzam as quantidades adequadas dos hormônios que regulam o nosso humor.

As análises matemáticas mostram que um em cada três pacientes tratados com a dieta apresentaram critérios de remissão para depressão.

Quando um medicamento consegue um resultado positivo

em um para cada 20 ou 30 pacientes tratados aos longos anos, nós médicos ficamos entusiasmados com a extrema eficácia desse medicamento. Agora, compare com esse resultado: um em cada três pacientes apresentaram critérios de cura para depressão em apenas três meses e com simples mudanças alimentares.

Um estudo semelhante ao SMILES, o HELFIMED, publicado em julho de 2019, testou uma amostra composta de 152 pacientes e tratou o grupo de intervenção com uma dieta mediterrânea. Os resultados do estudo HELFIMED confirmaram as conclusões do SMILES.

Outros estudos não deixam dúvidas quanto aos malefícios de uma dieta pró-inflamatória e os benefícios de uma dieta anti-inflamatória.

Para fazer metanálises, os cientistas reúnem vários estudos científicos e selecionam apenas aquelas de alta confiabilidade. Por esse motivo, essa modalidade de pesquisa é considerada como sendo a de maior confiabilidade. Assim, gosto de citar as metanálises para dar maior confiabilidade ao texto.

Uma metanálise, que examinou os efeitos das intervenções dietéticas nos sintomas de depressão e ansiedade, que reuniu 16 estudos científicos de alta qualidade metodológica, e envolveu os dados de 1.645.826 participantes, confirmou que uma dieta mediterrânea foi capaz de reduzir significativamente os sintomas depressivos em pacientes portadores de depressão moderada a grave.

Uma metanálise que reuniu 21 estudos de dez diferentes países demonstrou que um padrão alimentar caracterizado por uma alta ingestão de frutas e vegetais frescos, grãos (arroz, feijão, lentilha, grão-de-bico, milho), peixe, azeite de oliva – lembre-se de que todos esses alimentos são anti-inflamatórios – e baixa ingestão de carnes e laticínios gordurosos e alimentos processados está associado a um menor risco de desenvolvimento de depressão, enquanto um padrão alimentar caracterizado pela baixa ingestão de frutas e vegetais e alta ingestão de carnes e laticínios gordurosos e comidas processadas (por exemplo, doces, farinhas, alimentos feitos de farinhas, carnes processadas, manteiga, molhos, batatas fritas) – lembre-se de que todos esses alimentos promovem inflamação crônica – está associado a maior risco de depressão.

Um detalhe precisa ser destacado no SMILES Study: as pessoas do Grupo A receberam apoio social em lugar da mudança da dieta. Em que consistiu esse apoio social? Os participantes eram convidados apenas para conversar sobre assuntos corriqueiros com pessoas que faziam parte do grupo de pesquisa. Não houve, portanto, terapia ou qualquer tratamento com especialistas. E veja que, apenas com medicamentos e conversas "sobre nada específico", 8% das pessoas tiveram critérios de remissão da depressão em 12 semanas. E sabemos que os medicamentos isoladamente não alcançam esse resultado significativo. Ou seja, o apoio social é muito importante para a saúde mental. A solidão mata e, como acabamos de ver, o apoio social é um dos caminhos para a cura.

O que significa a dieta anti-inflamatória à base de vegetais adotada neste estudo?

Muito pouco alimento não natural e adoção de uma **dieta mediterrânea típica**, uma vez que essa dieta é considerada, pela maioria dos pesquisadores, como a melhor dieta a ser adotada.

- Grãos: 5 a 8 porções/dia.
- Legumes: 6 porções/dia.
- Frutas: 3 porções/dia.
- Leguminosas: 3 a 4 porções/dia.

- Laticínios com baixo teor de gordura e sem açúcar: 2 a 3 porções/dia.
- Nozes cruas e sem sal: 1 porção/dia.
- Peixe: pelo menos 2 porções por semana.
- Carnes vermelhas magras: 3 a 4 porções por semana.
- Frango: 2 a 3 porções por semana.
- Ovos: até 6 por semanas.
- Azeite de oliva: até 3 colheres de sopa ao dia.

Por que utilizar tanto azeite de oliva?

Por diversos motivos:

- O azeite de oliva é um dos principais ingredientes da dieta mediterrânea.
- Diversas pesquisas mostram que o azeite de oliva possui diversas propriedades protetoras:
- Ação anti-inflamatória.
- Melhora a saúde da flora intestinal ao promover o crescimento saudável das nossas bactérias intestinais.
- Possui efeitos protetores sobre as células cerebrais e os vasos sanguíneos que as irrigam.

A dieta usada nessa pesquisa foi propositalmente desenhada para permitir que os participantes mantivessem o peso, uma vez que a perda de peso poderia melhorar a depressão por si só e os pesquisadores queriam saber se uma dieta à base de plantas poderia reduzir a depressão, independentemente dos benefícios óbvios da perda de peso, inclusive para o nosso bem-estar emocional.

Para quem está deprimido, vale a pena mudar. Para quem não está, também vale a pena mudar. A melhora ocorrerá no organismo inteiro, sem riscos de envenenamento, sem gastos financeiros sacrificantes.

A dieta mediterrânea é eficaz para reduzir mortes em homens e mulheres.

Diversas pesquisas mostram números semelhantes: a adoção de uma dieta mediterrânea reduz, consistentemente, em 25% os riscos de pessoas que nunca tiveram doenças cardíacas morrerem de doenças cardiovasculares ou de qualquer causa. Mas, como a maioria das pessoas estudadas foram do sexo feminino, um grupo de pesquisadores da Universidade de Sidney fizeram uma pesquisa – revisão sistemática – que envolveu apenas mulheres. Essa pesquisa, publicada no *Heart Journal*, em março de 2023, que envolveu 722 mil mulheres não portadoras de doenças cardíacas mostrou que a dieta mediterrânea reduz em 24% o risco de morte por doenças cardiovasculares e em 23% o risco de morte por qualquer causa.

Em pessoas de alto risco de morrer de doenças cardíacas, a adoção de uma dieta mediterrânea previne, em apenas cinco anos, um infarto e um derrame cerebral para cada 18 pessoas que a adota; se não bastasse, ainda salva uma vida para cada 30 pacientes que a adota.

Como bônus, a dieta mediterrânea previne uma morte por câncer para cada 30 pessoas que a adota, em cinco anos.

Pessoas de médio e baixo risco de câncer e doenças cardíacas são também extremamente beneficiadas.

Como está o seu estado de humor?

O que você está fazendo para reduzir o estresse?

Qual é a sua nota?

1	2	3	4	5	6	7	8	9	10

29

Adoção conjunta dos nove pilares baseada em evidências científicas

Apesar de termos estudado, por motivos didáticos, cada um dos pecados que nos causa envelhecimento precoce e doenças de maneira separada, eles atuam nos nossos organismos de maneira interrelacionada, promovendo um ciclo vicioso de inflamação crônica e doenças que leva a mais doenças.

Um exemplo: uma noite mal dormida resulta em estresse e desequilíbrios hormonais que induzem inflamação crônica, que assassina células e inibe a brotação de novas células. O estresse libera cortisol que promove obesidade, que promove inflamação, que promove aumento de glicose e liberação de citocinas pró-inflamatórias, que mata células e provoca ainda mais inflamação... A inflamação provoca a morte das células dos vasos sanguíneos, que leva ao aumento de pressão sanguínea e à formação de placas de inflamação nas paredes desses vasos. Vasos sanguíneos endurecidos resultam em pressão alta, que provoca mais morte das células dos vasos sanguíneos, mais inflamação e mais pressão alta, que agrava o processo de formação das placas de inflamação... Um ciclo vicioso interconectado... Na tentativa de consertar as lesões provocadas pela inflamação, o organismo produz colesterol em doses tóxicas, que agrava a inflamação e promove agravamento das placas. Que, quando rompem dentro dos vasos sanguíneos do coração ou cérebro, provocam derrame cerebral e infarto.

Ao mesmo tempo, o sedentarismo – muito motivado pelo

desânimo, cansaço e fadiga crônica, que são característicos da inflamação crônica – inibe a produção de hormônios de crescimento e, em consequência, reduz a brotação de novas células... A ingestão de comidas após as 18 horas induz lesão pancreática, desequilíbrio da insulina, inibe as células *natural killer* matadoras de câncer e a brotação de novas células responsáveis pela nossa regeneração; estresse crônico gera desequilíbrios hormonais que aumentam a pressão arterial, os níveis de colesterol e inibem o sistema de defesa. Vou parar aqui. Os nove vícios nos levam ao ciclo vicioso da doença; a adoção das nove virtudes nos conduz ao ciclo virtuoso da saúde.

As pesquisas apresentadas a seguir mostram que mesmo pequenas virtudes já ajudam muito, mas se quisermos retardar envelhecimento, e mesmo rejuvenescer, temos que ir mais fundo e estabelecer um plano global e sustentado de mudança de filosofia de vida, que vai muito além das mudanças pontuais e transitórias...

Em abril de 2018, pesquisadores da Harvard T.H. Chan School of Public Health publicaram na revista médica *Circulation Online* uma abrangente análise do impacto do estilo de vida saudável na expectativa de vida da população dos Estados Unidos.

Os pesquisadores examinaram os dados de estilo de vida de 78.865 mulheres – no *Nurses Health Study* (NHS) – ao longo de 34 anos (1980 a 2014). Examinaram também os dados de estilo de vida de 44.354 homens – no *Health Professionals Follow-up Study* (HPES) – ao longo de 28 anos (1986 a 2014).

Os pesquisadores encontraram números que mostram que a simples adoção de cinco hábitos simples pode mudar completamente os nossos destinos. São eles:

- Comer uma dieta rica em vegetais e pobre em alimentos processados.
- Não beber ou, no máximo, beber muito pouco.
- Não fumar.

- Fazer exercício regularmente (30 minutos ou mais na maioria dos dias).
- Manter um peso saudável (IMC entre 19 e 25 kg/m^2).

Veja como nossas escolhas determinam nossos destinos: homens e mulheres que mantiveram todos os cinco hábitos saudáveis ao longo da vida adulta tiveram um risco 82% menor de morte por doenças cardíacas, 65% menor de câncer e 74% menor de risco de morte por qualquer causa em comparação com aqueles que não mantiveram nenhum desses hábitos. Eles também chegaram à conclusão de que bons hábitos de vida na vida adulta podem aumentar a expectativa de vida das mulheres em 14 anos e 12,2 anos em homens.

O *Nurses Health Study* demonstrou ainda que mais de 91% de todos os diabetes em mulheres poderiam ser eliminados se elas adotassem esse conjunto de medidas de estilo de vida.

Os pesquisadores enfatizam que, mesmo um pequeno progresso na melhoria do estilo de vida, pode resultar em grandes conquistas para a saúde geral e aumento na expectativa de vida. De fato, a adoção de um único desses comportamentos já reduziria os riscos de mortes por doenças cardíacas pela metade.

O estudo populacional EPIC-Norfolk, publicado em 2008 na revista *Plos Med*, acompanhou 20.244 pessoas ao longo de 11 anos.

Esse estudo mostrou que não ser inativo fisicamente, não fumar, não beber ou beber muito pouco, ingerir pelo menos cinco porções de frutas ao dia (cerca de 400 g de frutas ao dia), quando comparados com zero desses comportamentos, predizem uma diferença de quatro vezes menos riscos de morte por qualquer causa em homens e mulheres.

Este estudo mostrou também que as pessoas que adotavam os quatro comportamentos se mostraram, biologicamente, 14 anos mais jovem do que aquelas que não adotaram nenhum desses comportamentos.

Outra pesquisa, conduzida por Conde S. Fried *et. al.*, que envolveu 23.153 participantes com idades entre 35 e 65 anos, estudou a correlação entre manter quatro comportamentos saudáveis e os riscos de desenvolver doenças crônicas.

Os quatro comportamentos saudáveis foram:

- Nunca fumar.
- Manter-se com o peso normal.
- Realizar 3,5 horas de exercícios físicos por semana.
- Aderir a uma dieta rica em vegetais e pobres em carne.

Os participantes que mantiveram todos os quatro comportamentos tiveram um risco 78% menor de desenvolver doenças crônicas (câncer, infarto, derrame cerebral, diabetes), quando comparados com os participantes que não mantiveram esses hábitos saudáveis.

Um estudo realizado na China entre 2009 e 2019 e publicado em janeiro de 2023, que envolveu mais de 29 mil pessoas acima de 60 anos, mostrou que seis hábitos de vida reduzem substancialmente os riscos do desenvolvimento de perda de memória, doença de Alzheimer e demência em geral.

Essa pesquisa é mais uma peça do quebra-cabeças que mostra que a perda de memória pode ser estabilizada e até mesmo revertida, em vez de progredir para doença, com a adoção de bons hábitos de vida.

Os seis hábitos foram:

- **Exercício** – fazer pelo menos 150 minutos de atividade moderada ou 75 minutos de atividade vigorosa por semana.
- **Dieta** – comer quantidades diárias adequadas de alimentos, como frutas, legumes, peixe, ovos, cereais, nozes e chá.
- **Álcool** – nunca beber ou beber ocasionalmente.
- **Tabagismo** – nunca fumar ou ser ex-fumante.

- **Atividade cognitiva** – exercitar o cérebro pelo menos duas vezes por semana, por exemplo: ler, jogar cartas.
- **Contato social** – interagir com outras pessoas, pelo menos duas vezes por semana, por exemplo: participar de reuniões da comunidade ou visitar amigos ou familiares.

Um dado muito importante desse estudo é que os participantes foram submetidos a testes genéticos e mesmo aqueles que carregam o gene APOE4, que são pessoas muito mais sujeitas a desenvolver Alzheimer, tiveram seus riscos de desenvolver a doença muito diminuídos com a adoção de bons hábitos de vida, independentemente dos riscos genéticos. Ou seja, mais uma vez, uma pesquisa mostra que bons hábitos de vida ligam nossos bons genes, enquanto maus hábitos ligam genes ruins e são também capazes de estragar os nossos genes saudáveis.

Mais é melhor. Quanto mais hábitos saudáveis as pessoas estudadas adotavam, melhores eram os resultados.

Uma pesquisa apresentada por Xuan-May T. Nguyen *et al.* no congresso anual da Sociedade Americana de Nutrição, em Boston, em 2023, que avaliou 719.147 veteranos dos Estados Unidos, entre 2011 e 2019, mostrou que, se adotarmos oito comportamentos aos 40 anos de idade, podemos ganhar 23,7 anos no caso dos homens e 22,6 anos no caso das mulheres – em relação àquelas pessoas que não adotam nenhum desses oito hábitos saudáveis.

Os oito comportamentos saudáveis:

1. Comer de forma saudável
2. Praticar atividade física regularmente.
3. Não fumar
4. Dormir bem
5. Reduzir estresse
6. Não beber

7. Fugir da solidão

8. Não usar medicamentos opioides (medicamentos para dor crônica).

Dados importantes sobre essa pesquisa:

- A adoção desses hábitos, mesmo mais tarde na vida, ainda vale muito a pena.
- A baixa atividade física, o tabagismo e o uso de opioides tiveram os maiores impactos na expectativa de vida.
- Inflamação dói, solidão dói, rejeição dói, depressão dói.

Quando 50 + 50 é igual a 150

Um bom hábito estimula outro. Em janeiro de 2024, a pesquisadora Masha Remskar da Universidade de Bath, Inglaterra, publicou, na revista Mental Health and Physical Activity, uma pesquisa que mostrou que quando as pessoas adotam os exercícios de atenção plena juntamente com exercícios físicos os resultados são muito superiores à prática de exercício físico isoladamente. Uma prática isolada ajuda muito, a somatória cria um ciclo virtuoso. Dar um primeiro passo é o mais importante, os outros viram automaticamente em sequência.

Cinco Zonas Azuis mostram como a integração dos nove pilares nos conduz para uma vida simples, longa, feliz, repleta de significado

Uma expedição da *National Geographic*, liderada pelo jornalista Dan Buettner, realizada para desvendar os segredos da vida longa, descobriu cinco regiões ao redor do mundo onde as pessoas têm expectativa de vida média muito maior que a média dos países desenvolvidos e muito frequentemente ultrapassam os 100 anos de idade. Na verdade, nessas cinco regiões, as taxas de sobrevivência maiores que 100 anos chegam a ser dez vezes maiores do que nos Estados Unidos.

Essas cinco regiões são chamadas pelos pesquisadores de Zonas Azuis: Loma Linda, na Califórnia; Nicoya, na Costa Rica; Ikaria, na Grécia; Okinawa, no Japão; Sardenha, na Itália.

As equipes de pesquisadores do projeto Zonas Azuis (*Blue Zones*) descobriram – baseados em fortes evidências científicas – que todos os habitantes dessas localidades compartilham comportamentos em comum, que contribuem decisivamente para retardar o ritmo do envelhecimento:

Movimento – Caminhar indo e voltando do trabalho, indo para a igreja ou visitando amigos; trabalho manual, trabalho doméstico, cultivar jardins, cultivar horta no quintal da casa.

Propósito – Acordar pela manhã ciente de ter uma missão na vida. Cuidar da família, ajudar voluntariamente uma comunidade. Em Okinawa, a palavra *Ikigai* significa "por que acordo pela manhã"; em Nicoya, eles falam em plano de vida. Pessoas cientes de que possuem um propósito na vida ganham em média sete anos de vida.

Vida calma – Os habitantes das Zonas Azuis possuem rituais que reduzem naturalmente o estresse. Os Ikarianos dormem entre 15 e 30 minutos após o almoço; os Adventistas do Sétimo Dia de Loma Linda oram todos os dias. Os habitantes da Sardenha fazem um happy hour; os Okinawanos reservam alguns momentos do dia para reverenciar seus ancestrais.

Comer somente o necessário e obedecer ao relógio biológico – Os habitantes das Zonas Azuis não se alimentam à noite e comem somente um pouco no final da tarde. Os Okinawanos cumprem a regra dos 80%: antes de comer, recitam em voz baixa o mantra confuciano de mais de

2.500 anos: *hara hachi bu*, que os lembra de parar de comer quando o estômago estiver 80% cheio.

Comer plantas (feijões, batatas, lentilhas, grão-de-bico, milho, abóbora) – É a base da alimentação da maioria dos centenários. Todos têm em comum a baixa ingestão de carnes.

Pertencer a uma comunidade religiosa – Entre 263 centenários, apenas cinco não pertenciam a uma comunidade religiosa. Não importa qual. Participar de atividades religiosas quatro vezes por semana pode acrescentar entre quatro e 14 anos a mais de expectativa de vida.

Família – Centenários cuidaram da família a vida inteira, mantiveram pais e avós perto deles; se comprometeram com os seus parceiros de vida e investiram tempo e amor nos filhos.

Cultivar amigos – Os Okinawanos criam *moais,* que são grupos de cinco amigos formados ainda na infância. Os componentes do grupo se encontram todos os dias para conversar e se apoiar mutuamente. Caso alguém do grupo fique doente ou tenha qualquer problema, os outros quatro o ajudam, inclusive financeiramente. Caso alguém do grupo não compareça a um encontro, os outros quatro seguirão para a casa do faltante para auxiliar em caso de necessidade.

Uma característica comum de todas as Zonas Azuis é a existência de redes de amigos.

30

Vamos juntar todas as virtudes

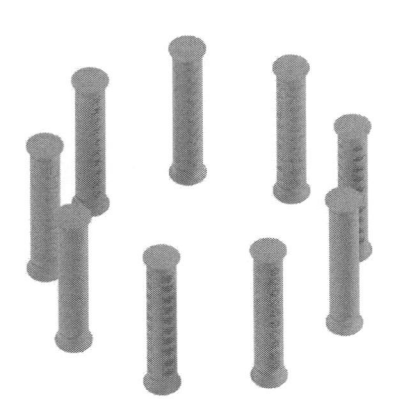

Faça seu *checklist*

Agora que você conhece as nove virtudes – e refletiu de maneira individualizada sobre elas – chegou o momento de fazer a sua avaliação global.

> **Lembre-se:** sua expectativa de vida e sua qualidade de vida dependem fundamentalmente dos vícios e virtudes. Quanto mais notas excelentes você tiver neste *checklist*, maior será a sua expectativa de vida.

Marque os sintomas de comportamentos de doença característicos da inflamação crônica que você sente:

( ) Cansaço físico.

( ) Cansaço mental.

( ) Tristeza.

( ) Alterações no sono.

( ) Fadiga.

( ) Redução da libido.

( ) Dificuldade de sair de casa e participar de reuniões sociais.

( ) Depressão.

( ) Ansiedade.

( ) Dificuldade de concentração.

( ) Diarreia frequente.

( ) Alergias constantes.

( ) Cólica abdominal.

( ) Gases intestinais.

( ) Intestino solto.

( ) Intestino preso.

( ) Dores nas juntas.

( ) Dores em todo o corpo.

( ) Diagnóstico de fibromialgia.

( ) Doenças intestinais que surgem nas primeiras décadas de vida: colite ulcerativa, síndrome do cólon irritável, doença de Crohn.

(　) Aumento da pressão arterial.

(　) Triglicérides elevados.

(　) Resistência à insulina.

(　) Colesterol elevado.

(　) Obesidade.

(　) Diabetes.

(　) Gota.

Nível de atividade física

A classificação de Tudor-Locke e Bassett define de forma simples o que é ser sedentário e o que é ser ativo fisicamente.

Hoje, com a existência de relógios e dispositivos de pulsos e programas de celulares que são capazes de medir o número de passos que caminhamos por dia, essa classificação se tornou bastante útil.

Como você se classifica?

(　) Menos 5 mil passos por dia (estilo de vida sedentário).

(　) 5 mil a 7 mil passos por dia (fisicamente inativo).

(　) 7.500 a 9.999 passos por dia (moderadamente ativo). (Com um pouco mais de esforço, você consegue chegar aos 10 mil passos por dia.)

(　) Acima de 10 mil passos por dia (ativo fisicamente). (Você caminha por trilhas seguras para chegar aos 100 anos.)

(　) Acima de 12.500 passos por dia (muito ativo). (Você caminha por trilhas seguras para chegar aos 100 anos.)

Quantos dias por semana você se exercita (musculação ou atividades como natação, corrida, caminhada extenuante e ciclismo, por pelo menos 30 minutos por dia?)

( ) 7 dias por semana. (Você caminha por trilhas seguras para chegar aos 100 anos.)

( ) 5 dias por semana. (Você caminha por trilhas seguras para chegar aos 100 anos.)

( ) 3-4 dias por semana. (Você caminha por trilhas seguras para chegar aos 100 anos.)

( ) 2 dias por semana. (Falta pouco para você atingir seu objetivo.)

( ) 1 dia por semana.

( ) Às vezes.

( ) Não me exercito de jeito nenhum.

- **Meta:** comprar um medidor de passos e atingir acima de 10 mil passos por dia ou um mínimo de 75 minutos semanais de corrida ou um mínimo de 150 minutos semanais de caminhada.
- **Meta:** musculação: mínimo de 60 minutos por semana divididos em duas sessões de 30 minutos.
- **Melhor meta:** praticar o esporte preferido. Transformar o esporte em um hobby.

Como anda o seu sono?

Como você caracterizaria seus hábitos de sono?

( ) Durmo entre sete e nove horas por noite. (Você caminha por trilhas seguras para chegar aos 100 anos.)

( ) Às vezes não durmo o suficiente.

( ) Frequentemente me sinto cansado.

( ) Todas as noites tenho problemas para dormir ou acordo frequentemente à noite.

- **Metas:** 7 a 9 horas de sono à noite. Dormir antes das 23 horas. Dormir, no máximo, 20 minutos após o almoço.

Obediência ao ritmo circadiano

( ) Fico no celular até muito tarde.

( ) Fico no celular olhando algumas fofocas apenas duas vezes por semana.

( ) Eu me amo, desligo aparelhos luminosos após as 20 horas todos os dias. (Você caminha por trilhas seguras para chegar aos 100 anos.)

Você se expõe ao sol pela manhã?

( ) Nunca.

( ) Quase nunca.

( ) Duas vezes por semana.

( ) Eu me amo, tomo um pouco de sol quase diariamente. (Você caminha por trilhas seguras para chegar aos 100 anos.)

Você se alimenta após as 18 horas?

( ) Todos os dias faço um lanche à noite.

( ) Algumas vezes por semana, faço jejum após as 18 horas.

( ) Eu me amo, faço jejum todos os dias após as 18 horas. (Você caminha por trilhas seguras para chegar aos 100 anos.)

Cigarro

Com que frequência você fuma atualmente (cigarros, charutos, cachimbo)?

( ) Menos que diariamente.

( ) Raramente.

( ) Nunca. (Você caminha por trilhas seguras para chegar aos 100 anos.)

Exposição ao álcool

Quantos dias por semana você costuma consumir álcool?

( ) Eu não bebo álcool. (Você caminha por trilhas seguras para chegar aos 100 anos.)

( ) 1-2 dias por semana.

( ) 3-5 dias por semana.

( ) Todos os dias da semana.

> Lembre-se: não existe dose segura quando o assunto é álcool. Outras drogas, nem vou colocar no questionário; se você está lendo este livro é muito pouco provável que tenha contato com esse tipo de estupidez.

Estresse

Como você costuma lidar com o seu estresse?

( ) Muito bem! Isso me ajuda a ficar motivado. (Você caminha por trilhas seguras para chegar aos 100 anos.)

( ) Bom! Posso eliminar o estresse usando técnicas que o reduzem (meditação, exercícios etc. (Você caminha por trilhas seguras para chegar aos 100 anos.)

( ) Eu estou indo bem! Estou tentando encontrar maneiras de me proteger disso.

( ) Não muito bem! O estresse me corrói e não consigo me livrar dele.

Para avaliar solidão

Escala ALONE: Para avaliar a sua percepção de solidão, avalie cada um dos itens a seguir usando a seguinte escala de classificação: Sim (1), Às vezes (2), Não (3). Os itens com asterisco (*) são codificados inversamente, ou seja, Não (1); Às vezes (2); Sim (3).

A	Você é emocionalmente atraente para os outros?	Sim __	Às vezes __	Não __
L	Você está sozinho?*	Sim __	Às vezes __	Não __
O	Você é extrovertido/amigável?	Sim __	Às vezes __	Não __
N	Você sente que não tem amigos?*	Sim __	Às vezes __	Não __
E	Você está emocionalmente chateado (triste)?*	Sim __	Às vezes __	Não __

As pontuações da escala ALONE de 8 ou mais podem indicar solidão severa com base nos resultados deste estudo.

A Escala de Bem-Estar Espiritual (SWBS) consiste em 10 itens avaliados em uma escala Likert de 5 pontos, variando de 1 = discordo totalmente a 5 = concordo totalmente.

1. Não sei quem sou, onde estou, de onde venho, ou para onde vou.

| 1 | 2 | 3 | 4 | 5 |

2. Eu acredito que Deus/um Poder Superior que me ama e se importa comigo.

| 1 | 2 | 3 | 4 | 5 |

3. Eu tenho um significado pessoal \ /um relacionamento com Deus/sinto que estou em comunhão com um Poder Superior.

| 1 | 2 | 3 | 4 | 5 |

4. Sinto-me muito realizado e satisfeito com a minha vida.

| 1 | 2 | 3 | 4 | 5 |

5. Não tenho muita força pessoal e apoio de Deus/um Poder Superior.

| 1 | 2 | 3 | 4 | 5 |

6. Eu acredito que Deus é um Poder Superior que está preocupado com os meus problemas.

| 1 | 2 | 3 | 4 | 5 |

7. Sinto-me bem com o meu futuro.

| 1 | 2 | 3 | 4 | 5 |

8. Minha vida não tem muito significado.

| 1 | 2 | 3 | 4 | 5 |

9. Meu relacionamento com Deus/um Poder Superior contribui para o meu senso de bem-estar.

| 1 | 2 | 3 | 4 | 5 |

10. Eu acredito que existe algum real propósito para minha vida.

| 1 | 2 | 3 | 4 | 5 |

> **Nota**: a SWBS original, em inglês, está em: Ellison *et al.* Paloutzian. *Journal of Psychology e Teologia.* 1983;11(4):340. Todos os direitos reservados. O SWBS pode ser usado sem custo para pesquisa, ensino, prática clínica, falar em público ou bolsas de estudos, desde que (a) citações e créditos padrão apropriados sejam dados em qualquer publicação ou apresentação de trabalho feito com o SWBS. PDFs da SWBS e o Manual para a Escala de Bem-Estar Espiritual podem ser baixados em:
>
> https://www.westmont.edu/psychology/raymond-paloutzian-spiritual-well-being-scale.

Alimentação

Quantas porções de carnes processadas você come por semana?

( ) Nenhum. (Você caminha por trilhas seguras para chegar aos 100 anos.)

( ) Somente um pouquinho. (Não existe dose segura para carnes processadas.)

( ) Acima de 5 porções.

Você lancha entre as refeições?

( ) Faço apenas 2 refeições por dia. (Você caminha por trilhas seguras para chegar aos 100 anos.)

( ) Faço 3 refeições por dia. (Você caminha por trilhas seguras para chegar aos 100 anos.)

( ) Lancho entre as refeições.

Quantas vezes por semana você come carne vermelha como prato principal?

( ) Eu não como carne vermelha. (Você caminha por trilhas seguras para chegar aos 100 anos.)

( ) Eu como carne vermelha 1-2 dias por semana. (Você caminha por trilhas seguras para chegar aos 100 anos.)

( ) Eu como carne vermelha 3-5 dias por semana.

( ) Eu como carne vermelha 6-7 dias por semana.

Com que frequência você come doces como sorvete, bolo/torta/doce ou bombons?

( ) Quase nunca. (Você caminha por trilhas seguras para chegar aos 100 anos.)

( ) 1-2 dias por semana. (Não existe dose segura para processados.)

( ) 3-5 dias por semana.

( ) Uma vez por dia.

( ) Mais de uma vez por dia.

Quanto dos alimentos listados a seguir você come?

Pão branco ou pãezinhos, batatas, batatas fritas, massas, farinhas, qualquer produto feito de farinhas, preparados em casa ou não.

( ) 1 ou menos porções por semana. (Você caminha por trilhas seguras para chegar aos 100 anos.)

( ) 1 ou 2 vezes por semana.

( ) 1 porção em dias alternados.

( ) 1-2 porções ao dia.

( ) 3 ou mais porções por dia.

( ) 1-2 porções ao dia.

Você acredita que a sua alimentação o tem levado a ganho de peso?

( ) Eu como de tal forma que estou perdendo peso com o objetivo de atingir um peso saudável. (Você caminha por trilhas seguras para chegar aos 100 anos.)

( ) Eu como demais todos os dias, tornando mais fácil ficar acima do peso ou ganhar mais peso.

A saúde do seu intestino é fundamental. Você evacua pelo menos uma vez a cada dois dias?

( ) Sim. (Você caminha por trilhas seguras para chegar aos 100 anos.)

( ) Não. Tenho uma evacuação menos frequente do que a cada dois dias (até que prove o contrário, sua alimentação não está adequada e sua flora intestinal está desequilibrada).

Pressão sanguínea

( ) Abaixo de 110 × 75 mmHg. (Você caminha por trilhas seguras para chegar aos 100 anos.)

( ) 120 × 80 mmHg. (Você ainda caminha por trilhas seguras para chegar aos 100 anos.)

( ) Acima de 130 × 85 mmHg.

- **Meta:** níveis de pressão abaixo de 110 x 75 mmHg, livre de medicamentos.

- **Meta:** se você tem menos de 65 anos e toma medicamentos para pressão, sua meta é pressão sanguínea abaixo de 130 × 80 mmHg.

- **Meta:** se você tem mais de 65 anos, inicialmente, entre 140 e 130 mmHg para pressão máxima e entre 80 e 90 mmHg para pressão mínima. Mas esses níveis podem ser baixados para 130 × 80 mmHg, se bem tolerados.

Obesidade

Calcule o seu IMC

( ) Entre 18,5 e 24,9 – Normal. (Você caminha por trilhas seguras para chegar aos 100 anos.)

( ) Entre 25 e 29,9 – Sobrepeso. (Se você faz musculação e possui uma ótima musculatura, ainda caminha por trilhas seguras para chegar aos 100 anos)

( ) Acima de 30 – Obesidade

( ) Acima de 40 – Obesidade grave

- Se você tem IMC acima de 26, seu corpo está inflamado. Acima de 30, os níveis de inflamação são muito elevados.

- **Meta:** IMC entre 18,5 e 24,9. É interessante medir a porcentagem de músculo e gordura pela balança de bioimpedância.

- **Balança de bioimpedância:** a balança de bioimpedância mede a nossa percentagem de gordura corporal e a porcentagem de músculos.

Porcentagem de gordura corporal pela bioimpedância

( ) Homens que possuem gordura corporal total acima de 23,1% e mulheres que possuem gordura corporal total de 33,3% estão especialmente sob risco.

( ) Homens que possuem gordura corporal total abaixo de 18,65 e mulheres que possuem gordura corporal total menor que 28,9% possuem risco significativamente menor de desenvolver doenças crônicas.

Portanto, nossas metas na balança de bioimpedância são:

• Mulheres – Gordura corporal total abaixo de 28,9%.

• Homens – Gordura corporal total abaixo de 18,65%.

Valores entre estes dois percentis apresentam risco intermediário.

Medida da cintura abdominal

A simples medida da cintura abdominal usando uma fita métrica (basta pegar uma fita métrica e medir a cintura abdominal na linha do umbigo) é um método altamente correlacionado com a gordura abdominal:

( ) Cintura abaixo de 80 cm (mulheres). (Você caminha por trilhas seguras para chegar aos 100 anos.)

( ) Cintura abaixo de 90 cm (homens). (Você caminha por trilhas seguras para chegar aos 100 anos.)

( ) Cintura abdominal acima de 88 cm. (Melhore sua qualidade de vida.)

( ) Cintura acima de 102 cm. (Melhore sua qualidade de vida.)

• **Meta:** para mulheres, abaixo de 80 cm; para homens, abaixo de 90 cm de circunferência.

- Não existe um exame capaz de estabelecer o diagnóstico da inflamação crônica, mas alguns exames nos ajudam.

Níveis de glicemia

( ) Abaixo de 86 mg. (Você caminha por trilhas seguras para chegar aos 100 anos.)

( ) Abaixo de 94 mg. (Você ainda caminha por trilhas seguras para chegar aos 100 anos, mas pode melhorar.)

( ) Entre 94 e 99 mg. (Melhore sua qualidade de vida.)

( ) Acima de 99 mg. (Melhore radicalmente sua qualidade de vida. Lembre-se: seu pâncreas pode ser recuperado com as mudanças radicais de estilo de vida propostas neste livro.)

- **Meta:** glicose abaixo de 86 mg ou, no máximo, abaixo de 94 mg.

HDL colesterol

( ) HDL 50 mg a 70 mg. (Você caminha por trilhas seguras para chegar aos 100 anos.)

( ) HDL 35 mg a 40 mg. (Melhore sua qualidade de vida.)

( ) HDL abaixo de 30 mg. (Melhore sua qualidade de vida.)

LDL colesterol

( ) Entre 90 a 130 mg. (Você caminha por trilhas seguras para chegar aos 100 anos.)

( ) Entre 130 a 159 mg. (Melhore sua qualidade de vida.)

( ) Níveis de LDL acima de 159 mg. (Melhore sua qualidade

de vida. Níveis de colesterol acima desses níveis são cada vez mais tóxicos.)

Para pessoas portadoras de doenças cardíacas, os níveis de LDL devem ser mais baixos e existem dados precisos mostrando que essas pessoas se beneficiam com medicamentos redutores de colesterol.

Colesterol total

Nos últimos anos, os consensos médicos retiraram o **colesterol total** da lista de fatores de risco para doenças cardíacas. O motivo é que as pesquisas mostraram que o colesterol total elevado não se correlaciona com um maior número de eventos cardíacos.

Triglicerídeos

( ) Abaixo de 150 mg. (Você caminha por trilhas seguras para chegar aos 100 anos.)

( ) Acima de 150 mg. (Melhore sua qualidade de vida.)

Cálculo da resistência à insulina

A resistência à insulina é um importante marcador de sistema de defesa imunológico hiperativado e inflamação crônica.

Para realizar o cálculo da resistência à insulina precisamos saber os níveis de HDL e os níveis de triglicerídeos.

Basta dividir os triglicérides pelo HDL para encontrarmos a relação triglicérides/HDL.

A faixa ideal para essa relação:

Sua meta:

- Faixa ideal é de 0,5 a 1. (Você caminha por trilhas seguras para chegar aos cem anos).
- Alguma resistência à insulina: 2 a 3. (Melhore sua qualidade de vida.)

○ Resistência significativa à insulina: acima de 3,0. (Melhore radicalmente sua qualidade de vida).

- Um exemplo: triglicérides = 120 mg/HDL = 60 mg = índice de resistência à insulina igual a 2, ou seja, alguma resistência à insulina.

PCR alta sensibilidade

( ) Abaixo de 1 mg/dL. (Você caminha por trilhas seguras para chegar aos 100 anos.)

( ) Entre de 1 mg/dL e 2 mg/dL. (Melhore sua qualidade de vida.)

( ) Acima de 2 mg/dL. (Melhore radicalmente sua qualidade de vida.)

( ) Acima de 3 mg/dL. (Melhore radicalmente sua qualidade de vida.)

Pessoas portadoras de PCR de alta sensibilidade acima de 3 mg/dl estão sob maior risco de doenças cardíacas. Muitos dos meus pacientes alcançam PCR de alta sensibilidade de 0,2 a 0,4mg\dL.

- **Sua meta:** portadores de PCR de alta sensibilidade menor que 1 mg/dL estão sob risco significativamente menor de doenças cardíacas.

Ferritina sérica

Outro marcador importante de inflamação é a ferritina sérica. Sabemos que o ferro enferruja facilmente. Ferro estocado dentro do nosso organismo enferruja e destrói nossos órgãos, e assim se torna um forte promotor de inflamação crônica. Vimos que o estresse oxidativo é mortal para as nossas células, pois o ferro oxida. Assim, o ferro não escapa àquela velha lei natural que determina que devemos possuir somente as concentrações necessárias de qualquer elemento nos nossos organismos.

Outro dado importante é que existe uma espécie de circuito fechado do ferro no nosso organismo, ou seja, o nosso organismo aproveita o ferro presente nas nossas células que foram mortas. Por esse motivo, adultos só necessitam de reposição de ferro quando existe perda sanguínea pelo organismo e, nesse caso, é a doença que está provocando a hemorragia interna que deve ser tratada, portanto, em condições normais, adultos quase nunca necessitam de reposição de ferro e quando fazem suplementação estão na verdade causando sérios danos ao corpo. Ferro em excesso será acumulado principalmente nos nossos ossos, coração e fígado.

O excesso de ferro no organismo é chamado de hemocromatose e há aumento de risco de morte cardíaca.

O exame que mostra aumento de ferro no sangue é a ferritina. Mas a ferritina também se eleva quando o corpo inflama, mesmo que não haja excesso de ferro no organismo.

Para sabermos se a ferritina alta se deve a inflamação crônica ou a sobrecarga de ferro, outros exames, como a transferrina e o índice de saturação do ferro sérico, devem ser realizados.

Uma pesquisa realizada em 1992, com 1.900 homens, mostrou uma fortíssima correlação entre ferritina elevada e aumento de risco de infarto. Essa pesquisa mostrou que, para cada 1% de aumento de ferritina, os riscos de infarto aumentavam 4%. O aumento de ferritina sérica parece estar mais associado a doenças cardíacas do que níveis elevados de colesterol.

- ( ) Homens abaixo de 90 mg/dL e acima de 20 mg/dL. (Você caminha por trilhas seguras para chegar aos 100 anos.)
- ( ) Mulheres abaixo de 80 mg/dL e acima de 20 mg/dL. (Você caminha por trilhas seguras para chegar aos 100 anos.)

( ) Homens e mulheres com ferritina alta. (Comece eliminando o álcool, sempre.)

- **Sua meta:** no caso dos homens, o máximo de ferritina deveria ser de 90 mg/dL; para mulheres, não deveria ultrapassar 80 mg/dL.

O álcool e os derivados de carne são os dois principais fatores associados à ferritina elevada. Em caso de ferritina elevada, mude o estilo de vida, perca peso, reduza ao máximo o consumo de carne. Mas, acima de tudo, elimine o álcool e a comida processada.

> Importante: jamais retire vegetais da dieta para controlar a ferritina. Os vegetais são os mais preciosos anti-inflamatórios de que dispomos e o ferro existente nas plantas precisa passar por várias etapas de treinamento antes de finalmente estar apto para entrar na nossa circulação, onde se tornará uma molécula com identidade humana; a não ser em condições extremas, não existe sobrecarga de ferro induzida pela ingestão de vegetais.

Um dado a ser considerado é que algumas pessoas podem ter ferritina alta (mulheres até 500 mg/dL e homens até 600 mg/dL) sem apresentar causas definidas.

Como você se saiu?

Lembre-se: somos como as plantas. Nossos organismos possuem uma incrível capacidade de nos curar. Brotamos, nos regeneramos e nos renovamos como as plantas. Monte sua estratégia de mudança de estilo de vida. ***Use os nove pilares para acalmar o seu sistema imunológico de defesa e restabelecer a sua harmonia interna.***

Os efeitos positivos ou negativos das nossas condutas de vida sobre a nossa genética são imediatos e duram por muito tempo. Para proteger os seus genes:

- Movimente-se muito, pratique atividade física todos os dias.

- Reduza o estresse.

- Tenho consciência do quanto é difícil seguirmos uma rotina nessa louca vida moderna, mas nosso organismo fica confuso quando, a cada dia, almoçamos em um horário diferente, e o mesmo vale para o sono. A verdade é que a nossa porção criativa e rebelde não é muito fã de rotina, mas a porção do nosso organismo que regula o nosso metabolismo a adora. Assim, para ressincronizar o seu relógio biológico, comece a criar o hábito de dormir, acordar, tomar café da manhã, almoçar e jantar sempre nos mesmos horários.

- Pratique o otimismo. O comportamento otimista pode se tornar um hábito.

- Adote a dieta mediterrânea, baseada em plantas, indicada pelos pesquisadores do SMILES Study: coma muitas frutas, verduras, comidas naturais. Faça o propósito de ingerir pelo menos 400 g de vegetais todos os dias.

- Jamais renuncie às raízes cozidas, elas são os nossos alimentos universais e a base da alimentação de todos os povos que possuem excelente saúde e alta expectativa de vida.

- Elimine comidas processadas. Reduza o consumo de carnes para, no máximo, 200g por semana. Não deixe de ingerir azeite de oliva, castanha, nozes, abacates.

- Coma apenas duas ou três refeições ao dia.
- Jamais perca a paciência com os outros, começando pelo trânsito.
- Jamais deseje mal para os outros.
- Cultive muitos amores: pelos outros, pela vida, pelos esportes, pela música, pelo cinema. Quanto mais amores você cultivar, mais amigos você fará e mais alegre sua vida se tornará.
- Durma entre sete e nove horas por noite.
- Obedeça ao seu ciclo circadiano: durma à noite, não durma de dia (dormir até 15 minutos após o almoço é bom, mais do que isso é muito ruim), tome sol pela manhã, evite claridade à noite; coma bastante pela manhã, almoce bem, jante muito pouco e somente com alimentos muito leves; faça jejum após as 18 horas.
- Tome sol moderadamente.
- Desenvolva os dons espirituais que estão armazenados dentro de você: reze, ore, medite.
- Desenvolva laços sociais duradouros.
- Cultive o amor.
- Preserve sua integridade moral. Nossas memórias são os nossos verdadeiros patrimônios.
- Não tenha vergonha de declarar o seu amor para aqueles que você ama.
- Busque prazer e alegria em tudo que você fizer.
- Conte uma piada para alguém hoje, faça-o rir.
- Escreva cartas de agradecimento para pessoas que tiveram um impacto positivo na sua vida.

- Entre em sintonia com os acontecimentos positivos da sua vida, escreva três coisas que deram certo para você ao longo do dia. Pode ser qualquer coisa. Exemplo: meus filhos estão saudáveis, sou grato por essa dádiva.
- Adote um hobby que mantenha você fisicamente ativo: nadar, andar de bicicleta.

31

Use o conhecimento científico para trocar velhos vícios por bons hábitos

Estamos chegando ao fim da nossa jornada. Este texto é o resultado de muita pesquisa e de décadas de trabalho. Confio que ele pode contribuir decisivamente para o seu bem-estar físico, mental e emocional. Caso contrário, não o teria publicado.

Mas precisamos colocar em prática pelo menos um pouco do que aprendemos. E, como vimos, as medidas que precisamos adotar para melhorar a nossa saúde são bastante simples, mas é fato que nem sempre aquilo que é simples é fácil de ser colocado em prática. E todos nós sabemos o quão difícil é mudarmos nossos comportamentos, por mais comprometidos que estejamos nessa árdua tarefa. Nas últimas décadas, a ciência do hábito tem avançado rapidamente. As informações apresentadas a seguir são ferramentas científicas preciosas para ajudar você a mudar do estado atual para um estado futuro muito mais saudável. Adote-os.

Os estudos mostram que uma grande parte das vezes que fazemos algo, por exemplo, ingerir álcool ou comer, não estamos tomando decisões conscientes e sim seguindo velhos hábitos. A maioria das nossas ações são automáticas e acontecem sem que estejamos no comando das nossas mentes quando a praticamos. Vou dar um exemplo:

Há alguns anos, quando eu ainda não havia estabelecido o hábito do jejum após as 18 horas, desci as escadas da minha residência repetindo para mim mesmo: "Eu já comi. Vou apenas beber água. Não preciso de comida!"

Apenas alguns segundos depois, eu estava abocanhando um biscoito.

Quando finalmente tomei consciência de que estava comendo apenas movido por velhos hábitos, atirei o biscoito ao chão com muita força, sem pensar. O piso da cozinha ficou todo sujo. Por medo da esposa, tive um grande trabalho para limpar o chão.

Gostaria de poder dizer para você que tudo é muito fácil, que basta tentar, que tenho confiança, que você é um predestinado a vencer. Mas essa seria uma atitude rasa e você perderia o respeito por mim.

O que posso lhe dizer, por experiência própria, é que trocar vícios por hábitos saudáveis é difícil (tudo que vale a pena é difícil!) e que é muito provável que você fracasse algumas vezes antes de, finalmente, conseguir algumas vitórias (tudo que vale a pena é trabalhoso!). Por esse motivo, a teimosia, a força de vontade são fundamentais no início e, com a força de vontade, surge a coragem de fracassar e repetir e repetir e fracassar e repetir ao longo de dias e meses e até anos antes de finalmente consolidar o novo hábito e se tornar uma nova pessoa.

No seu livro *Pense como um artista,* Will Gompertz nos ensina que os verdadeiros artistas jamais fracassam. Quando eles concluem uma obra que não deu certo, entendem que aquela foi uma etapa de aprendizado e que o insucesso é um degrau que os aproxima ainda mais do sucesso. Penso que esse é o espírito que devemos incorporar ao iniciarmos a nossa jornada em busca da desejada mudança.

> **Lembre-se:** essa é uma jornada solitária, interior. Você pode buscar ajuda de especialistas, mas ninguém – a não ser você – será capaz de encontrar o seu caminho.

Enquanto não percebermos os malefícios do hábito destrutivo para as nossas vidas, jamais decidiremos romper com ele. Por esse motivo, a tomada de consciência é fundamental. Não à toa, a indústria do álcool e do cigarro, e os atuais defensores da liberação de maconha, associam esses vícios, de maneira subliminar – sem que possamos tomar consciência das mensagens ocultas –, a prazer, juventude, saúde, sucesso. Gente descolada, moderna e inteligente é a favor. Gente velha, tola e atrasada é...

Identifique os vícios prejudiciais.

Vimos ao longo deste texto que ingerir comida industrializada é um péssimo hábito, que engorda, aumenta os níveis de pressão arterial, promove inflamação crônica e desencadeia todas as doenças crônico-degenerativas. Comida processada é viciante. Eu não fumo e não bebo álcool, não sou atleta, porém faço atividade física regular. Mas sou viciado em comida processada em pleno processo de mudança. A comida processada é meu vício a ser quebrado.

A negação é o maior dos entraves. Hoje, percebo que passei anos negando o meu vício em comida.

Quebrando o vício e fazendo as mudanças em etapas

O estresse está nos prejudicando. O álcool é um problema, o cigarro é um vício incontrolável. A comida, então, tudo errado, em horários errados. Vamos ao nosso médico querido e ele sentencia: precisa comer melhor, parar o álcool e bláblábá. Nada que você não saiba. O resultado pode ser mais frustração e paralisia. A única maneira de romper com essa situação indesejada é começar de algum lugar, mas, para isso, precisamos separar os vícios e ainda quebrá-los em pequenos pedaços.

Minha experiência pessoal: em 2019, eu já havia mudado muitos hábitos, mas precisava romper definitivamente com a alimentação insalubre. Eu me conheço. Não funciona para eu reduzir comida. Mas abandonar definitivamente aquilo que não me faz bem é relativamente fácil. Porém abandonar tudo de uma vez é quase impossível. Assim, tracei uma estratégia: primeiro, café; depois, refrigerantes; a seguir, trigo e leite e, somente mais adiante, carnes vermelhas.

Em 2019, rompi com refrigerantes e café; em 2022, eliminei trigo e leite; naquele mesmo ano, eliminei carnes vermelhas por quatro meses. Nos últimos meses, resolvi comer menos de 100 g de carne vermelha duas vezes por semana, apenas para suprir as necessidades de vitamina B12 (tenho me superado e mantido uma moderação necessária com a carne; caso não consiga manter essa moderação, eliminarei a carne vermelha de vez).

Paralelamente, aumentei gradualmente minha carga de atividade física e ajustei meus horários de comer. Faço minha última refeição por volta das 18 horas e 30 minutos. Caso chegue em casa depois das 19 horas e 30 minutos, permaneço em jejum até o dia seguinte. Não recomendo para todos, mas, há uns dois anos, não tomo café da manhã, de segunda-feira a sexta-feira. Portanto, quase sempre, faço jejum de 16 horas de segunda-feira a sexta-feira. Nesses dias, faço apenas duas refeições ao dia.

Quebrar vícios e criar hábitos é como atracar um navio em um porto. É uma tarefa que exige manobras longas, precisas, em etapas. Portanto, não queira mudar tudo de uma só vez, pois não funciona. Não queira perder peso rapidamente, por meio de dietas miraculosas, porque nunca funcionou. Existe uma frase bem conhecida, que pode ser usada para tudo na nossa vida: "você não vai obter resultados diferentes (sucesso) repetindo as mesmas estratégias que não deram certo no passado". Ou seja, elimine a ideia de fazer dietas e terapias que não deram certo ou duraram apenas por curtos períodos.

Faça o mais difícil: dê o primeiro passo

Por terem sido criadas com a missão de nos proteger de ameaças, as regiões primitivas do cérebro nos fazem ter imenso medo de mudanças. Sair de uma rotina, mesmo que ruim, é o mesmo que abandonar a fortaleza e a segurança de uma caverna, e mesmo mudanças positivas são entendidas pelo cérebro primitivo como um passo perigoso. E esse medo não consciente da mudança dificulta o primeiro passo. Qualquer novo desafio ou mesmo um novo desejo desencadeará um medo inconsciente, portanto, não perceptível. Romper essa resistência inicial é o primeiro e mais importante passo para vencer um vício.

Escreva suas metas, lembre-se delas. Comemore pequenas conquistas e pense em como a sua vida pode melhorar com novos e bons hábitos de vida.

Comece pequeno

Para alcançar grandes objetivos, devemos começar com pequenos passos e adotar medidas simples, viáveis e mais fáceis de serem realizadas. Dietas radicais, práticas diárias de caminhadas ou idas diárias à academia podem ser sacrificantes. Levantar-se da cadeira a cada 30 minutos, enquanto assiste à televisão ou mesmo no trabalho, não é sacrificante e é extremamente eficaz para melhorar a saúde. Além do mais, levantar-se da cadeira frequentemente pode ser gatilho inicial para uma série de mudanças de hábitos. Duas pequenas séries de alongamentos diários podem resultar em excelentes benefícios.

Identifique os gatilhos que fazem você recair no vício

No livro *O poder do hábito*, o jornalista Charles Duhigg nos ensina que, se não tomarmos consciência daquilo que motiva um mau comportamento, jamais seremos capazes de modificá-lo, pois iremos realizá-lo sem nos dar conta. Portanto, descubra os gatilhos que desencadeiam o hábito ruim que você quer eliminar. Pode ser, por exemplo, a frustração, a raiva, a ansiedade. O álcool, por exemplo, leva a outros maus comportamentos. O estresse nos impede de mudar o estilo de vida.

Substitua a rotina

Trocar o hábito de comer comida insalubre prazerosa pelo hábito de ingerir comida natural saudável.

Mantenha a recompensa

Pense na recompensa: comer comida natural saudável, que manterá você livre de doenças crônicas, de remédios, de sofrimento e de dores generalizadas, será a sua nova recompensa. Comer comida industrializada será considerado como um fator destrutivo.

Sei o quão custoso física, mental e financeiramente é o tratamento de doenças crônicas. Vejo todos os dias como membros de famílias sacrificam suas vidas pessoais e suas economias comprando remédios caros e pagando cuidadores. Não entendo de finanças, mas não tenho dúvidas de que não existe investimento financeiro melhor do que cuidar de si mesmo. Até mesmo um materialista irrecuperável tem de admitir que o nosso organismo é o nosso maior patrimônio e que a vida é o único bem verdadeiro que possuímos.

Repetição

Para criar um vício, temos que repeti-lo muitas vezes; para eliminá-lo, precisamos criar um novo bom hábito – que substituirá o velho vício – e repeti-lo muitas vezes. Até que esse novo hábito se consolide, os circuitos cerebrais do vício vão se enfraquecendo.

Um novo hábito não se constrói sem uma recompensa, mas a repetição do novo hábito é ainda mais crucial.

Não importa a idade, se começarmos a nos exercitar várias vezes por semana, os nossos músculos se tornarão desenvolvidos e fortes. Os nossos circuitos cerebrais são como os nossos cérebros. A repetição de um pensamento, sentimento, aprendizado fortalece os circuitos cerebrais que guardam as memórias desses pensamentos, sentimentos, aprendizados.

Jamais se recrimine e jamais desista

Lembre-se que você não tem culpa e não tem chance de reverter circuitos automáticos inconscientes. Pratique a autocompaixão. Você não tem culpa. Deseje e imagine que você já venceu o vício. Ao acordar pela manhã, pense que o seu projeto de mudar de vida eliminando comida processada está em andamento. Comemore pequenas vitórias. Não se aborreça com eventuais derrotas, mas não se deixe vencer. As pesquisas mostram que as pessoas que alcançam o sucesso são aquelas que persistiram, apesar de muitas derrotas. Muita gente brilhante fica pelo caminho, gente persistente alcança o sucesso.

Não se recrimine quando não conseguir cumprir um objetivo. Permita-se adiá-lo. Mas não deixe a fraqueza momentânea desanimar você. Guarde energia para recomeçar com força no dia seguinte.

Deve existir uma razão que faça o sacrifício valer a pena. Se não houver uma bela recompensa, não há por que se sacrificar

Neste momento, convido você a fazer uma reflexão: o que é importante? Qual é a única coisa que importa na minha vida?

Espero que você tenha respondido que a única coisa que importa de verdade é a sua vida.

Nossas famílias são tudo em nossas vidas, mas precisamos estar vivos!

Agora, reflita: qual é o bem mais precioso para a sua vida?

Espero que seja a sua saúde.

Caso você concorde comigo, penso que, a partir desse raciocínio, existem razões para os sacrifícios valerem a pena.

Chegar aos 90 ou 100 anos, com saúde, sem dor, sem demência, sem depender de outras pessoas, faz valer a pena qualquer sacrifício.

Nosso cérebro é codificado para nos fazer felizes. Sempre que fazemos algo prazeroso recebemos uma descarga de hormônios que nos faz felizes. Nossos cérebros obedecem aos nossos desejos conscientes e inconscientes e, não, à nossa força de vontade.

Nosso cérebro nos afasta de tudo o que consideramos ruim e nos aproxima de tudo o que consideramos agradável. Beber, usar drogas, comer comida lixo saborosa é agradável. Fazer sacrifícios é ruim.

Por esse motivo, devemos começar com força de vontade: disciplina, repetição, renúncia. Mas é fundamental que surja uma força interior, uma paixão interna, intensa que faça o sacrifício valer a pena. Pode ser um hobby.

Estude as metas SMART, elas podem ser um guia precioso para ajudar você a se organizar.

As metas SMART são capazes de nos fornecer um senso de direção para as nossas almejadas mudanças.

O que são as metas SMART?

Elas definem um alvo a ser perseguido e ajudam a orientar a definição de metas a serem alcançadas.

SMART é um acrônimo que significa:

Specific (específico),

Measurable (mensurável),

Achievable (atingível),

Realistic (realista),

Time-bound (tempo limite).

Ou seja:

Específico: claro, bem definido.

O que você quer atingir? Qual será o seu objetivo/meta a ser alcançada?

Mensurável: com critérios específicos que medem o nosso progresso em direção ao cumprimento da meta especificada por nós.

Como saber se atingiu o seu objetivo? Como você medirá seu progresso?

Atingível: tem que ser possível de ser atingida.

Você tem possibilidade de atingir esse objetivo?

Realista: ao alcance, realista e relevante para o nosso propósito de vida.

Sua meta está ao seu alcance? Você é capaz de cumpri-la?

Tempo limite: com um cronograma claramente definido, incluindo uma data de início e uma data prevista para ser alcançado. O objetivo é criar urgência.

Qual prazo você estabeleceu para atingir a sua meta?

Um exemplo: perder alguns quilogramas não é meta, pois não propicia ações que levem a um objetivo. A partir de hoje e pelos próximos 30 dias, vou fazer jejum após as 18 horas. Essa é uma meta específica (não jantar após as 18 horas), realista (não é tão difícil fazer a última refeição às 18 horas), mensurável (posso medir facilmente comer ou não após as 18 horas); que gera uma ação imediata (a partir de hoje) e tem um prazo definido (30 dias).

32

Modelo de uma rotina saudável

Acredito que somente você será capaz de estabelecer o roteiro da sua rotina saudável, mas esse pode ser um bom modelo para você se inspirar:

06:10

- Ore, reze, medite.
- Pratique respiração lenta (resposta de relaxamento descrita no tópico sobre controle de estresse).
- Levantar-se.
- Coma uma fruta.

06:30

- Exercício físico. Alterne musculação e corrida leve. Ou pratique um esporte que você ama (*squash*, tênis). Sessões de 30 minutos por dia são conciliáveis com as obrigações do dia a dia e são excelentes.

07:00

- Tome o seu café da manhã: chá, café, ovos, frutas, raízes cozidas, leite, sucos *detox* feitos em casa, milho cozido, assado.

- Tome a sua dose de vitamina S: exponha-se ao sol por um breve período.
- Caso você trabalhe sentado, não se esqueça de levantar da cadeira a cada 30 minutos.

12:00

- Almoço: arroz, feijão, milho cozido, raízes cozidas são os alimentos que fornecem energia para o nosso organismo, sem eles não podemos nos sustentar. Coma-os sem medo, por todos os motivos já discutidos.
- A tríade feijão, milho e abóbora fornece toda a gama de proteínas (aminoácidos) essenciais para o nosso organismo.
- Complete seu prato com porções muito generosas de frutas, hortaliças, verduras em geral.
- Ovos, carnes de boi, porco e frango com moderação, conforme já discutido.
- Tenha o cuidado de não comer nenhum lanche entre o café da manhã e o almoço e entre o almoço e o jantar.

15:00

- No intervalo de descanso, saia para tomar um pouco de claridade, para ajustar o relógio biológico.
- Não deixe de interagir com as pessoas que tornam você feliz. Jamais de esqueça de tomar sua dose de vitamina A (A de amor).

18:00

- Jantar: o prato deve ser semelhante ao do almoço, mas evite carnes, por ser de difícil digestão. Tome caldo de feijão, uma vez que os grãos são de difícil digestão.

- Lembre-se: não caia na tentação de fazer um lanchinho, que vai ser de fácil digestão, mas matará o seu pâncreas de exaustão e elevará os seus níveis de glicose e insulina às alturas.

20:30

- Evite toda espécie de luminosidade, notadamente luz azul.

21:30

- Medite, ore, reze. Pratique respiração lenta (resposta de relaxamento descrita no tópico sobre controle de estresse).
- Tenha uma boa noite de sono.

Pessoas inspiradoras, reais

O senhor W. encontrou no esporte amador uma maneira de reduzir o estresse, perder peso, ganhar músculos e assim reverter uma situação ameaçadora para a vida dele.

O senhor W. era um homem de presença marcante e não apenas pelo fato de ser bastante alto e corpulento. O que mais chamava atenção nele era a imensa agitação. Mesmo nos momentos mais descontraídos, ele dava a impressão de que iria explodir nos próximos instantes. Alguns aspectos de sua saúde também eram exuberantes. Apesar de tomar uns oito comprimidos para controle da pressão, jamais alcançava níveis ótimos.

Os triglicerídeos eram ainda mais impressionantes: nunca inferiores a 900 mg/dL, chegavam até a 1.700 mg/dL.

Ele bebia e fumava, dormia muito pouco e comia carne em excesso. Depois de muita luta, os níveis pressóricos foram ajustados para níveis aceitáveis, mas, depois de uns três exames de triglicérides com níveis acima de 1 mil mg/dL, receitei um medicamento redutor de triglicerídeos. "Você precisa mudar o seu estilo de vida, mas o seu triglicérides alto é genético", reconheci.

Durante muitos anos, ele manteve níveis de pressão acima de 140 × 90 mmHg, apesar da medicação, e níveis de triglicérides sempre elevados. Alguns anos se passaram e ele, ainda muito jovem, foi parar em um pronto socorro com um derrame cerebral pequeno, que não lhe deixou sequelas.

A partir desse evento quase catastrófico, ele finalmente tomou consciência dos riscos que corria. O que veio a seguir foi admirável: ele abandonou o cigarro e decidiu se tornar um dedicado atleta amador e iniciou um lento programa de recuperação física e mudanças de hábitos de vida. Ao longo do tempo, perdeu muita gordura e ganhou músculos. Atualmente, ele é um senhor de meia-idade bastante dedicado ao autocuidado. Os últimos três exames de triglicérides não passaram de 140 mg/dl. E sem remédios! Eu sempre estive errado, pois aqueles antigos níveis de triglicérides elevados não eram uma síndrome genética e, sim, secundários a péssimas escolhas de vida.

Quanto aos níveis de pressão arterial, ele está com pressão absolutamente normal, medida com monitor de pressão de 24 horas, com apenas meio comprimido ao dia.

O senhor W. pode ser uma inspiração.

Encontrar um esporte que amamos praticar e adotá-lo como um hobby para o resto de nossas vidas pode ser uma fonte inesgotável de prazer e saúde física.

Pode ser algo ainda maior, o amor pela família ou uma irresistível paixão pela vida...

***

Como estou? – perguntou-me aquela senhorinha gordinha e baixinha, de sorriso fácil.

– Igual a uma menina de 18 anos – respondi, com um sorriso no rosto.

Minha amiga retrucou:

– Tenho nove. Nove anos de idade.

Um tanto confuso, ponderei que não havia entendido a piada.

Ela então me deu uma explicação fascinante:

– Até os 60 anos, minha vida foi apenas sofrimento e tristeza. Não me lembro de um único momento em que eu tenha estado feliz. Mas, no dia em que eu completei 60 anos, jurei que a partir daquele dia eu seria feliz. E, desde então, sou muito feliz. Nasci no dia do meu aniversário de 60. Por esse motivo, tenho nove anos.

Aquelas palavras mudaram para sempre a maneira como eu a via. Até aquela declaração desconcertante eu a tinha como uma pessoa cheia de atitude positiva diante da vida. Mas havia ali muito mais além da superfície. Eu estava diante de uma pessoa admirável que fez a vida valer a pena, mesmo diante de todo o tipo de adversidade.

E eu era uma testemunha de que ela não falava da boca para fora, pois, poucos anos antes, eu havia diagnosticado uma das filhas dela com câncer de pulmão. Alguns dias depois do falecimento da filha, eu tive que interná-la com um grave sangramento intestinal, causado pelo sofrimento agudo. Mas, apesar de todo infortúnio, ela se recuperou e, depois de um tempo, aceitou os acontecimentos que estavam além de sua compreensão, recuperou sua confiança em Deus e o prazer de viver.

No nosso último encontro, ele entrou na minha sala com um sorriso maroto nos lábios:

— Virou cupido agora, é? Acabei de ser pedida em namoro, na sua sala de espera.

Eu sorri e disse que seria o padrinho do casamento. Ela ponderou que ficaria feliz de ter um padrinho como eu, mas que já estava com 86 anos e que o pretendente tinha 84, e então emendou:

— Não quero limpar cocô de velho. Gosto mesmo é de viajar.

— Você não conhece a Bolívia — eu a provoquei.

Como resposta, ouvi um desafio:

— Vamos apostar? Vamos ver qual de nós dois conhece mais estados do Brasil?

Eu disse que não seria páreo. E ela retrucou orgulhosa:

— Conheço 18 estados do Brasil.

Quer saber o salário dela? Um mísero salário-mínimo e mais um dinheiro que ela ganha vendendo o artesanato que ela aprendeu a criar já na terceira idade.

E se ela tivesse desistido da vida quando tinha 60 anos?

Pessoas esquisitas e misteriosas costumam provocar curiosidade e medo, mas Cassiano era falado na região como sendo apenas um homem besta, e nada mais.

Nenhuma criança o venerava ou o temia. Nenhum adulto o admirava ou o desrespeitava. A falta de temor poderia ser explicada pela voz humilde e um permanente sorriso gentil. Quanto à falta de admiração, era porque ele era pobre mesmo.

Conheci Cassiano na minha infância. Uma vez, montado em um cavalo, fui até perto do casebre onde ele morava no meio do mato, longe da minha casa, longe de qualquer fonte de água, exceto de uma pequena mina localizada no leito de um rio seco, chamado pelos locais de Poço da Anta. Diziam as pessoas mais velhas que esse nome se deveu a uma anta solitária que era ocasionalmente vista bebendo água ali. Luz, Cassiano conhecia apenas a do fogo que ele mantinha aceso com uma gordura sólida extraída de animais.

Cassiano jamais pegou em uma ferramenta para trabalhar. Talvez porque fosse uma espécie de elo perdido, um espírito desgarrado que vivia em uma dimensão intermediária entre a vida moderna e a vida do Jardim do Éden.

Ele era solitário; não tinha pai, mãe, irmãos, mulher ou filhos, mas isso não parecia abalá-lo. O que comia? Vivia de caça de pequenos animais, coleta de frutos do cerrado, mandioca e galinhas. O povo se admirava ao pensar sobre como ele podia viver com tão pouco. E como passava fome, coitado.

Cassiano sumiu por várias semanas. Acharam o corpo dele na beira do Poço da Anta. Não foi assassinato, ele não tinha amigos nem inimigos. Roubo, nem pensar. Roubar o quê?! Morte natural. Atestado de óbito não foi necessário e nem seria possível, pois ele não tinha documentos, não existia.

No momento do enterro, surgiram muitas perguntas: Cassiano jamais construiu qualquer coisa, não deixou uma marca sequer neste planeta Terra. Este escritor obscuro se lembra dele exatamente pelo que ele não foi.

Qual é o sentido de uma vida tão insignificante?

Será que Cassiano conseguiu atingir um estado de consciência que o tenha elevado ao estado de ser humano ou ele foi apenas um animal que pilotou um corpo humano?

Mas – de todas as perguntas – a mais difícil de ser respondida foi a de quantos anos ele viveu.

Cassiano era uma figura baixinha de pele escura, mal-ajambrado, de barba e cabelos brancos, grudados uns aos outros.

Mesmo após uma avaliação minuciosa do aspecto do homúnculo, era impossível estimar se ele tinha 40, 50 ou 100 anos, mas homens de mais de 80 anos juravam que ainda eram adolescentes quando Cassiano já era um homem velho.

– Mais de 100, é certeza – afirmaram uns.

– Muito mais – confirmaram outros.

Talvez se tratasse de exagero, mas havia sinceridade na voz daqueles homens retos. Por fim, decidiram:

– Cento e nove anos.

Cento e nove anos e uns meses foi o que ele durou.

No mundo da selva de pedra habitada por doutores, os viventes da laia de Cassiano são menos do que cachorro de madame. Importante é a gente que luta para cravar o nome na história, compete pelos melhores espaços de trabalho, acumula bens materiais para, dentre outros motivos, criar filhos que serão pressionados a superar o sucesso dos pais e gerar filhos ainda mais afortunados em bens materiais, fama e poder.

Isso é ser um ser humano!

Cassiano não era gente, não era nada, era apenas feliz. No mundo de Cassiano, ninguém precisava ser rico, famoso, sabido. Ele não desejava nada, não tinha nada, não tinha necessidade de nada. Não tinha frustração. Não precisava ter pressa. O nome de Cassiano era paraíso.

Não sei se Cassiano acreditava ou não em Deus, mas, de uma coisa sei: Cassiano irradiava gratidão por apenas poder viver.

Sem jamais imaginar, Cassiano nos deixou uma lição: a vaidade mata a nossa melhor porção. Deixa-nos estressados, nos consome.

Mais uma história.

Atendi o Senhor B. pela primeira vez no início dos anos 1990. Naquela época, ele era um senhor aposentado, de classe média, que estava entrando na velhice. Estava muito angustiado, pois tinha acabado de passar por um cateterismo cardíaco que mostrou que as artérias do coração estavam entupidas em tamanha gravidade que não havia possibilidade de ele ser submetido a uma cirurgia cardíaca ou mesmo a implante de *stents*. Restava apenas o tratamento com medicamentos para aliviar os sintomas de dor no peito e falta de ar, que surgiam quando ele fazia mínimos esforços.

Minha maior contribuição foi lhe dar uma certa esperança, sincera e contida, de que a doença pudesse ser controlada com medicamentos e mudanças de hábitos.

Ele prontamente eliminou o cigarro e o álcool, e também melhorou a alimentação e começou a se movimentar muito mais, fazendo caminhadas curtas, mas apenas aquelas que exigiam esforços muito leves, uma vez que a angina e a falta de ar não permitiam esforços maiores.

Orientações sobre a qualidade do sono e a obediência ao ritmo circadiano não foram discutidas, até porque eu não sabia nada disso na época, e ele tinha muito mais consciência da importância desses hábitos fundamentais para a boa saúde do que eu.

Ele colecionou amigos de verdade e apoio social desde a infância e, ao longo da vida, soube como conservá-los. E, quando o assunto é propósito na vida e fé em Deus, ele é um mestre.

Ao longo do tempo, ele não piorou; ao contrário, as lesões inflamatórias dos vasos sanguíneos regrediram, permitindo ao sangue fluir e alimentar adequadamente o músculo cardíaco. Além do mais, à medida que ele foi aumentando as caminhadas, novos vasos sanguíneos foram se formando, criando uma fonte de alimentação extra para as células do coração.

Atualmente, o Senhor B. está na plenitude dos seus 90 e poucos anos. Precisa fazer uso contínuo de pelo menos cinco medicamentos diários, mas nada disso o impede de viver plenamente. Tem muitos amigos, apoio da comunidade e da família, mas sem depender de ninguém para coisa alguma. Toma a sua medicação, usa bem o dinheiro dele, viaja só, é feliz, ativo sexualmente e tem excelente condição física e ótima memória.

Durante o nosso último encontro, ele me disse exatamente estas palavras:

"Tem muita coisa gostosa

Bebida... E um monte de coisas mais.

Mas eu gosto é de Deus...

Em primeiro lugar, gosto de Deus.

Abaixo de Deus, o senhor que me dá vida.

Depois, eu gosto de mim...

Eu me cuido porque gosto de mim...

...Deus conserve essas mãos, essa cabeça, esse coração..."

Goste de você...

Cuide de você...".

Desejo a você o mesmo que o Senhor B. desejou a mim:

Deus conserve suas mãos, sua cabeça, seu coração...

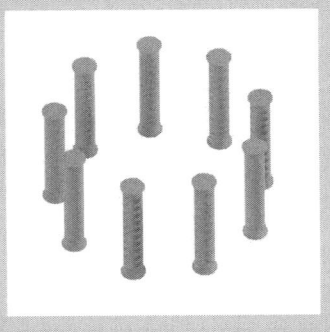

Vamos dar um primeiro passo?

Por onde começamos?

EDITORA LEADER